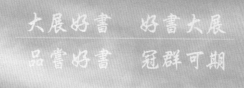

大展好書　好書大展
品嘗好書　冠群可期

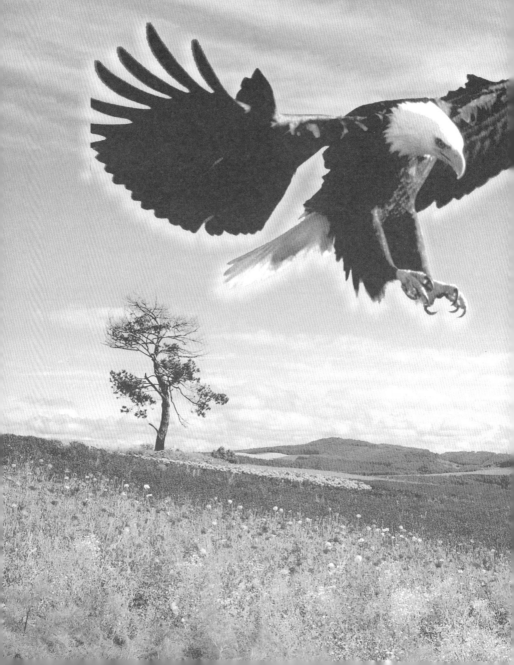

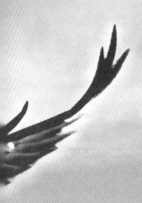

大展好書　好書大展

品嘗好書·　冠群可期

老中醫教你
二十四節氣養生

謝文英　編著

品冠文化出版社

前 言

　　二十四節氣是古人根據黃道面劃分制定的，反映了太陽對地球產生的影響，它是祖先創造、總結出來的人類生產和生活經驗。每當一個節氣到來的時候，都預示著氣候的溫差變化，同時也暗示著物象的更新交替。

　　二十四節氣包括立春、雨水、驚蟄、春分、清明、穀雨、立夏、小滿、芒種、夏至、小暑、大暑、立秋、處暑、白露、秋分、寒露、霜降、立冬、小雪、大雪、冬至、小寒、大寒。人們為了方便記憶，總結了「二十四節氣歌」：春雨驚春清穀天，夏滿芒夏暑相連，秋處露秋寒霜降，冬雪雪冬小大寒。

　　二十四節氣的氣候各不相同，春秋六節氣溫和，夏季六節氣炎熱，秋季六節氣乾燥，冬季六節氣寒冷。其中，每一個季節的六個節氣在總體氣候之下，具體的表現又有不同。比如春季六節氣，立春河水還沒解凍，雨水之際冰雪化，驚蟄草木發芽，春分燕雀飛舞，清明細雨紛飛，穀雨春意盎然。這樣一來，即使是在同一個季節，不同的節氣也需要採取不同的養生方式。比如，驚蟄之際乍暖還寒，要注意保暖，清明時節雨多潮濕，要注意防濕。

　　二十四節氣反映的物候特徵說明了自然界的一切生活都和節氣密切相關，人也不能脫離天地氣息而存在。人體臟腑、七竅四肢、筋骨皮肉等組織的功能活動也都受節氣變化的影響。所以，人們可以根據自身體質情況，採取相應的調養方法。

　　早在兩千多年前，《黃帝內經》中就已經明確提出了順應四時的養生觀點，「夫四時陰陽者，萬物之根本也。所以聖人春夏養陽，秋冬養陰，以從其根；故與萬物沉浮於生長之門。逆其根則伐其本，壞其真矣」。也就是說，人要順應四時之氣調攝身體才能夠健康，這也是天人相應的體現。

　　本書詳細介紹了每個節氣的氣候特點，並根據相應的氣候特點給出了合理的飲食、起居、運動、保健等方面的調養方法，幫助讀者做到順應四時之陰陽消長，達到天人合一的目的。

　　本書在編寫的過程中參考了大量古今文獻，但難免有所疏漏，還望廣大讀者批評指正。

編者

目　錄

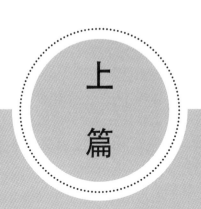

老中醫淺談二十四節氣與養生

春雨驚春清穀天，夏滿芒夏暑相連，
秋處露秋寒霜降，冬雪雪冬小大寒。
每月兩節不變更，最多相差一兩天，
上半年來六、廿一，下半年是八、廿三。

二十四節氣的由來

二十四節氣是根據一年內太陽在黃道（地球繞太陽公轉的軌道面在地球上的投影）上的位置變化和引起地面氣候的演變次序，將全年平均分成24等分，並給每個等分起名，這就是二十四節氣的由來。

當太陽垂直照射赤道時，定為「黃經零度」，即春分點。從這裏出發，每前進15°就為一個節氣，從春分往下依次順延，為清明、穀雨、立夏等。待運行一週後又回到春分點，此為一個回歸年，共360°，因此分為二十四節氣。每個節氣約間隔半個月，分列在12個月裏面。

在我國古代，為了讓農民透過寒暑氣候變化決定農事進展或作為生活起居的參考，古代曆法學家規定：將每年冬至到次年冬至的一回歸年時間平分為12等分，稱為中氣，再將2個中氣等分稱為節氣，為二十四節氣。

然而，由於地球繞太陽運行的軌道為橢圓形，某些節氣無法反映出某處真實的氣候狀況。所以，從清代開始，才另定以春分點為0°，太陽在黃道上每運行15°定為一個節氣或中氣，現在的中氣和節氣統稱為「節氣」。所謂「氣」就是氣象、氣候的意思。

二十四節氣和季節、溫度、降水及物候有密切的聯繫，是勞動人民長期對天文、氣象、物候進行觀測、探索和總結的結果。它起源於中國的黃河流域，早在春秋戰國

時期，就已經能用土圭（在平面上豎一根杆子）來測量正午太陽影子的長短，並且由長短來確定冬至、夏至、春分、秋分4個節氣。

後來，經過不斷的改進與完善，到秦漢年間，二十四節氣已完全確立。公元前104年，由鄧平等人制訂的《太初曆》正式把二十四節氣訂於曆法，明確了二十四節氣的天文位置。

二十四節氣的命名

在全球環境日益變化的時代，二十四節氣依然是老百姓春耕、秋種最有效的時間表。

二十四節氣的命名分類如下。

❋ 四個「反映」

❶ 反映四季變化的節氣

立春、春分、立夏、夏至、立秋、秋分、立冬、冬至8個節氣。

❷ 反映溫度變化的節氣

小暑、大暑、處暑、小寒、大寒5個節氣，表示一年中最熱、最冷的出現時期。

❸ 反映天氣現象的節氣

雨水、穀雨、白露、寒露、霜降、小雪、大雪7個節氣。其中，白露、寒露、霜降反映氣溫下降的過程與程

度；雨水、穀雨、小雪、大雪則反映降雨、降雪的程度。

❹ 反映物候現象或農事活動的節氣

驚蟄、清明、小滿、芒種4個節氣。

✳ 六個「關於」

❶ 關於「四立」

「四立」即立春、立夏、立秋、立冬。公曆上一般分別在每年的2月4日、5月5日、8月7日和11月7日前後，相差不過一兩天。「立」有開始的意思，「四立」象徵著四季的開始。但是中國各地天氣氣候差異很大，比如說立春時節，江南地區已經呈現出一片盎然的春意，而北方還是雪花飛舞的冬天。

❷ 關於「兩至」

「兩至」即夏至和冬至，「至」是極、最的意思，一般分別是每年陽曆的6月21日和12月22日。冬至這一天在北半球白晝最短、黑夜最長；夏至則相反。

❸ 關於「兩分」

「兩分」即春分和秋分，「分」在這裏表示平分，一般分別在每年陽曆的3月20日和9月23日左右，這兩天晝夜時間相等。

❹ 關於「三暑」

「三暑」即小暑、大暑、處暑，「暑」指炎熱。小暑不是最熱的時候，大暑才是最熱的時節，處暑是暑天即將結束的日子。它們分別在每年陽曆的7月7日、7月23日和8月23日左右。

❺ 關於「兩雪」

「兩雪」即小雪、大雪，進入這個節氣表示開始降雪，小和大表示降雪的程度。小雪在每年陽曆的11月22日左右，大雪則在12月7日左右。

❻ 關於「兩寒」

「兩寒」即小寒、大寒，天氣變得寒冷，小寒還未到達最冷，大寒為一年中最冷的時節。每年陽曆的1月5日和1月20日左右為小寒和大寒。

✷ 其他節氣

❶ 雨水

表示降水開始，並且雨量逐步增多。每年陽曆的2月18日前後為雨水。

❷ 驚蟄

春雷初響，驚醒了蟄伏在土壤中冬眠的動物。這時氣溫回升較快，漸有春雷萌動。每年陽曆的3月5日左右為驚蟄。

❸ 清明

氣候溫暖，天氣清和明朗。每年陽曆的4月5日左右為清明。

❹ 穀雨

降雨量增多，對穀類生長有利。每年陽曆的4月20日前後為穀雨。

❺ 小滿

麥類等夏熟作物的籽粒開始灌漿，但還未成熟。每年

陽曆的5月21日左右為小滿。

❻ 芒種

麥類等有芒作物成熟，夏種開始。每年陽曆的6月5日左右為芒種。

❼ 白露

氣溫開始下降，早晨草木上有了露水。每年陽曆的9月7日前後是白露。

❽ 寒露

氣溫明顯降低，空氣已結露水，逐漸產生寒意。每年陽曆的10月8日左右為寒露。

❾ 霜降

天氣漸冷，開始有霜。每年陽曆的10月23日前後為霜降。

順應節氣好養生

根據中醫理論，人和自然界是「形神合一」的整體，人類機體的變化、疾病的發生都和二十四節氣有著緊密的聯繫。二十四節氣養生是根據不同節氣闡釋養生觀點，由養精神、調飲食、練形體等達到強身益壽的目的。

中醫有云：「人法地，地法天，天法道，道法自然。」每個人出生的時間、環境不同，體質也會有所不同，患病的時候體徵也有所區別，哪怕是用同樣的藥，也無法起到相同的效果。這也體現出了中醫的獨到之處，即一人一

方、百人百藥，辨證施治、因人而異。

　　二十四節氣養生也是依據這個自然法則產生的，它不僅可指導農民耕種，也可指導人們養生保健。

　　此外，十二經絡在一年中的一進一出剛好對應著二十四個節氣，人體五臟之病和四時之氣相應，人體氣血按一日十二時辰的陰陽消長有規律地流注到十二經脈中。經絡上有365個穴位，而自然界中一年有365天，這也是人體和自然相聯繫的一個表現。

　　每隔4年的2月份潤一日，全年也就變成了366天，而人體也會相應地每隔4年出現一次膏肓穴，這個膏肓穴就叫作第366穴。人在患病時，如果生病4年都沒能痊癒，就容易危及生命，此即為古語上所說的「病入膏肓」。治病的過程中，膏肓穴出現那天是個關鍵，利用2月份潤的這一天，由膏肓穴對人體進行調整，能有效預防和改善某些疾病。

　　《靈樞・五亂》中有云：「經脈十二者，以應十二月。十二月者，分為四時。四時者，春秋冬夏，其氣各異，營衛相隨，陰陽已和……」意思就是說，十二經脈的氣血運行、盛衰和四時陰陽消長同步。

　　可見，人和自然是個統一整體，人體氣血之運行與臟腑活動都和二十四節氣同步相連，二十四節氣的變化，也一定會引起人體身心上的變化。只有順應四時，根據二十四節氣的變化合理安排飲食起居，才可以順應自然養生，長壽安康！

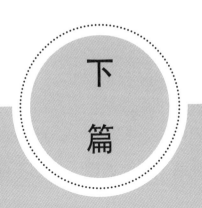

順應節氣，跟老中醫學養生

立春梅花分外艷，雨水紅杏花開鮮；
驚蟄蘆林聞雷報，春分蝴蝶舞花間。
清明風箏放斷線，穀雨嫩茶翡翠連，
立夏桑果像櫻桃，小滿養蠶又種田。
芒種玉秧放庭前，夏至稻花如白練；
小暑風催早豆熟，大暑池畔賞紅蓮。
立秋知了催人眠，處暑葵花笑開顏；
白露燕歸又來雁，秋分丹桂香滿園。
寒露菜苗田間綠，霜降蘆花飄滿天；
立冬報喜獻三瑞，小雪鵝毛片片飛。
大雪寒梅迎風狂，冬至瑞雪兆豐年；
小寒遊子思鄉歸，大寒歲底慶團圓。

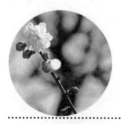

立春

——護肝氣，肝氣通暢，外邪不侵健康來

《惠崇春江晚景》
——蘇軾

竹外桃花三兩枝，春江水暖鴨先知。

蔞蒿滿地蘆芽短，正是河豚欲上時。

養生細節提醒：

◎立春後，細菌、病毒生長繁殖，所以要經常讓室內的空氣流通，保持室內空氣清新。

◎加強鍛鍊，增強機體抗病能力，比如太極拳、健身操、慢跑、散步、登山、郊遊、踏青等，都是非常不錯的選擇。

◎注意做好口鼻保暖，防止病毒從口入。

◎從立春到春分，人體的經氣分別運行在肝、膽、脾、胃，如果以上臟腑素有舊疾，則容易復發。所以，經常做保健操能疏通以上臟腑經絡，有利於預防舊疾復發。

① 春與肝相應，立春養生要養肝

　　中醫講天人相應，人的一切都與大自然相感應。就人的五臟來說，中醫裏就有「五臟應四時，各有收受」的說法。也就是說，五臟在不同的季節發揮著不同的作用。人體有五臟六腑，其中五臟是心、肝、脾、肺、腎。

　　我們知道，一年有四個季節：春、夏、秋、冬。但對於養生來說，是有五個季節的因為在春夏秋冬之間還存在一個叫「長夏」的季節。其中，春屬木，與肝相應，正是「肝者……為陽中之少陽，於春氣」。也就是說，人體肝臟與春季相應，肝的功能在春季最為旺盛，到了春季，肝主藏血、主疏泄的功能逐漸加強，肝所藏之血流向四肢。所以，春季要養肝。

❋ 睡眠──人臥則血歸於肝

　　要說養肝，最簡單的莫過於保證充足的睡眠。中醫講，「人臥則血歸於肝」。肝臟有藏血調血的作用，白天身體各部分需要大量用血，肝臟就把血液派遣出去，並且每時每刻都在根據各部分需求量的多少來調遣。到了晚上，人們睡覺的時候，身體各部分的需血量減少，肝就會把血收回來，肝臟在得到了休息的同時，也得到了滋養。相反，如果睡眠不夠，肝臟長時間得不到休息，就會傷肝。所以，即使中醫養生提倡春天要「夜臥早起」，也並

不是把「夜」大幅度延長，最晚不能超過晚上11點，早起也儘量不要早於早上6點。

人們在睡醒了之後，使勁兒伸個懶腰，也是很養肝的。清代馬齊所著的《陸地仙經》裏有這樣一句話：「托踏應無病，三眠魂自安。」

「托踏應無病」，意思就是說，兩手上托如舉千斤之重，盡力上托，兩腳踏地如豎石柱一樣直，這個動作其實就相當於伸懶腰，對肝臟很有好處。

對於以上這一點，其實用心感受生活的人可能早就有所感悟，清晨醒來，伸一伸懶腰，會有說不出的愜意與神清氣爽。

那麼，伸懶腰養肝之說又從何而來呢？人在睡眠的時候，身體鬆軟懈怠，氣血流得很慢，也正是肝臟休息的時候，也就是「靜養肝」。人們從睡夢中醒來之後，伸一伸懶腰，牽動全身，能迅速調整身體懶散的狀態，加快血液循環。這樣，就對肝臟的功能進行了鍛鍊，相當於「動養肝」。比如，一匹好馬不能天天讓它在馬圈裏養肥，還需要趕到草原上去馳騁。

✻ 飲食──提神醒腦補血養肝

當然，除了這樣自然的養肝方式，養肝的重頭戲在飲食上。用來養肝，首推元神養生粥。

做法很簡單，取大米、小米、燕麥、花生各25克，桂圓、枸杞、百合各10克。先將百合溫水浸泡20分鐘，然後撈出；再將以上食材洗淨，放入鍋中一起煮熟即可食

用。此方能在早春時節補充熱量，防倒春寒，補養脾胃，提升活力，改善困頓乏力的狀態。

中醫素有「以臟補臟」的說法，所以補肝還可以適當吃些動物肝臟。動物為血肉有情之品，氣味淳厚，跟人體有相通互補之妙，它們所獨具的補益作用也絕非一般草藥所能比。

當人體內臟、組織器官發生疾病時，可用相應的動物臟器來治療。雞肝味甘而溫，補血養肝，為食補養肝的好選擇。豬肝也是可以的，熬點黃豆豬肝湯就很不錯，取豬肝、黃豆各50克，一起燉湯吃，每天1次。

❋ 生命線——反映肝氣是否暢通

人體的能量在一年中是春生、夏長、秋收、冬藏。春季，人體的能量處在上升的趨勢，所以古人說春主升發，而這種升發的力量靠的就是肝膽功能，即肝主升發。到了春季，肝氣升發，人一年才有活力，所以才會有「一年之計在於春」的說法。可是如果肝氣升發時不注意飲食，就會導致內火，肝火也會變得很旺，於是很多女性就會在這個季節情緒波動較大。

❋ 養肝小運動——暢通肝膽經

在人的身體兩側肋部的位置，有肝膽經上非常重要的穴位——章門穴和期門穴，兩邊各兩個門，一共四個門。可以用手從上往下推，專業的手法叫推四門。經常這樣從上推到下，把兩側肋骨推到發熱，那麼肝膽經通暢，肝火

就會疏泄出去，在春天也能保持好心情。

節氣養生錦囊

立春祛斑小妙招：在沐浴時，利用浴刷來刷身體上的肝經，就能很好地通暢肝經、疏解肝氣，臉上的肝斑就會慢慢地消減。人體大腿兩側是肝經循行經過的地方，而且對於女性來講，這裏也是身體上最敏感的一塊皮膚。洗完澡之後，把身體擦乾，不要隔著衣服，直接用小刷子在大腿內側從上往下刷，反覆刷200次左右，一直到大腿內側的皮膚發紅、發熱為止，每天這樣刷一刷，肝經就能很好地舒緩通暢。

② 乍暖還寒，萬物復甦，「咬春」在此時

立春是二十四節氣中的第一個節氣，又叫「打春」。「立」即「開始」的意思，我國以立春為春季的開始。每年的2月4～5日，太陽到達黃經315°時就是立春。

立春後，垂柳芽苞「嫩如金色軟如絲」，泥土中的小草正等待著「春風吹又生」。白天漸長，太陽逐漸暖和起來，大地也將呈現一片萬物復甦的景象。

同樣的，人體也在此時呈現出欣欣向榮的狀態。這個「欣欣向榮」指的是陽氣。隨著大地逐漸回暖，人體陽氣也開始逐漸生發。此時，我們最宜做的就是助陽升發，著眼於一個「生」字，保護人體的陽氣。

提起立春助陽升發，就不得不說先輩們流傳下來的「咬春」這一習俗了。古代，人們有咬春的習慣。在立春時要擺「咬春宴」，就像那首《咬春詩》中所寫：「暖律潛催臘底春，登筵生菜記芳辰；靈根屬土含冰脆，細縷堆盤切玉勻。佐酒暗香生匕筴，加餐清響動牙唇；帝城節物鄉園味，取次關心白髮新。」不難看出「咬春」這一習俗在當時非常盛行。

一個「咬」字，是心情，更是心底埋下的吃得了苦的一種韌勁兒。在咬春宴上，並不是吃什麼大魚大肉，而是蘿蔔、春捲、春餅之類的東西。

蘿蔔，可以說是最傳統的「咬春」食物。《明宮史．飲食好尚》中就有記載：「立春之時，無貴賤皆嚼蘿蔔，名曰『咬春』。」

在過去，老北京人是最講究時令吃食的，立春這一天，一大清早就有人挑著擔子在胡同裏吆喝「蘿蔔賽梨」。所謂「咬得草根斷，則百事可做」，經濟狀況再不好，也要買個蘿蔔給孩子咬咬春。

很多人覺得蘿蔔太過普通，怎麼能和人參、鹿茸等名貴補品相提並論？可別小看了這蘿蔔，俗話說得好，「蘿蔔上市，醫生下市」，蘿蔔自古以來就是人們認可的保健食品，有「小人參」之稱。蘿蔔味辛，有發散的作用，能促進體內陽氣的生發，不至於讓陽氣瘀積在體內，引起內火。所以，用蘿蔔來「咬春」，不但有美好的寓意，對身體也很有好處。

除了蘿蔔，北方的人們還吃春餅來「咬春」，所謂春

餅，其實是一種燙麵薄餅。將麵粉用溫水揉均勻，製成薄餅後烙製而成。這樣製作好的薄餅，再用來捲菜吃，最常見的就是「和菜春餅」。

「和菜」的材料很普通，一般是五樣，粉皮、蛋皮、韭菜、瘦肉絲、綠豆芽。蛋皮要預先攤好，其餘各樣分別下鍋炒熟。火候要掌握好，肉絲要炒得嫩，綠豆芽不能炒癟，最後合起來一炒就算做成了。另外，還可以放一些老北京的「盒子菜」，也就是薰大肚、松仁小肚、爐肉、清醬肉、薰肘子、醬肘子、醬口條、薰雞、醬鴨等食物。

在春餅的這些原料中，韭菜可以說是最適合春天吃的。韭菜，向來都是老祖宗愛用的養生祛病之品。《南齊書·周顒傳》裏講：周顒清貧寡欲，一年四季只吃蔬菜。有一次，南齊文惠太子問周顒什麼菜最好吃，周顒想也不想就回答出來，「春初早韭，秋末晚菘」，也就是春天剛剛長起來的韭菜，還有秋天快結束時的白菜幫子。所以，到後來就有「周顒韭」的說法。

春天剛長出來的韭菜，吃起來味道鮮美、脆嫩，清香馥鬱。韭菜辛溫補陽，被譽為「補陽草」，能夠讓初生的陽氣繼續快速生發，並且發散到體表，不至於鬱結在體內，最適合在陽氣初生的時候吃。

不過，韭菜雖好，但易上火、腹瀉、消化不良的人不宜多食。韭菜還屬於發物，陰虛有熱和患有眼病、瘡瘍的人也最好不要吃。

春餅的原材料中還有芽菜。芽菜在古代被稱為「種生」，常見的有豆芽、香椿芽、薑芽等。「春三月，此謂

發陳」，這裏的發是發散的意思，陳，就是陳舊的意思。芽菜正是生長的時候，勃勃生機，最能將初生的陽氣發散出來。

可見，在老祖宗們流傳下來的節氣食俗裏，包含了不少養生的常識。那麼，如果你以前就有立春時節「咬春」的習慣，要堅持下來，這樣對身體很有好處；如果沒有這個習慣的朋友，也可以在下一個立春時節試著「咬春」，相信能夠有一個很好的開始。

節氣養生錦囊

養肝多喝茼蒿粥：茼蒿這種蔬菜在菜市場隨處可見，它能夠非常好地疏肝理氣、袪除肝火，增加肝的排毒能力。所以到了春天，我們可以把茼蒿剁碎，跟大米一起煮成粥來喝。

茼蒿粥是一款養肝護肝的藥膳，不管男士、女士都可以在春天熬這種粥喝，達到養肝的目的，尤其是愛喝酒的男士們，建議多喝一些。

③ 助陽升發，抵禦外邪保健康

立春是天地氣機轉換的重要節令。俗話說「春打六九頭」「立春伊始一年端，全年大事早盤算」。立春是冬春兩季的分水嶺，《月令七十二候集解》裏寫道：「正月節，立，建始也⋯⋯立夏秋冬同。」意思就是說，立春到

了，標誌著冬天就要結束，春天即將到來。

人體的先天精氣、自然界的清氣同脾胃運化而來的水穀之氣相互結合，就構成了人體之氣。其中，陽氣有溫養全身組織、維護臟腑功能的作用。《黃帝內經·素問》中有這樣一句話：「陽者衛外而為固也。」意思就是說，陽氣是人體抵禦外邪的能力。也可以理解為，分布在肌膚表層的陽氣如同人體的天然衛兵，會將所有外邪阻擋在人體外，進而保衛人體安全。

《黃帝內經》中有「春夏養陽，秋冬養陰」的說法，春季主升發，人體陽氣也不例外，春季正是人體陽氣蓬勃升發的季節。這時的人體就好像剛剛發芽的幼苗，氣血開始逐漸從內臟走向體外，毛孔也慢慢由閉合趨向張開。

俗話說，「打春凍人不凍水」，立春後天氣乍暖還寒，空氣溫度雖然有了一定的上升，但冬天的寒氣並未徹底消散，時不時還會來一場倒春寒。人體一旦受到寒氣的侵犯，毛孔就會自動閉合，使處於升發過程中的陽氣受到抑制。被冷空氣抑制的陽氣就如同被石頭壓住了的植物嫩芽，雖然被壓在下面，可並沒有停止生長。陽氣在體內不停地積聚卻無法與外界產生交換，人體就會「陰虛內熱」，隨之出現咽喉乾痛、嘴唇乾裂、大便乾燥、食慾不振等上火症狀。所以立春後，我們應該採用一些合適的方法來幫助體內的陽氣發散，防止內熱的產生。

✿ 如何有效地幫助體內的陽氣升發？

其實最簡單有效的方法，就是由飲食來提升體內的陽

氣。唐代著名醫家孫思邈也認為，「安生之本，必資於食……不知食宜者，不足以生存也……故食能排邪而安臟腑」。只要在飲食上順應天地陰陽之氣的變化進行適當調養，自然可以幫助陽氣得到宣達升發。

從養生的角度來看，為了幫助陽氣升發，春季應該多吃辛甘發散性質的食物，少吃酸收作用的食物。

✱ 春季最常見的升發食物

芽菜在我國有著悠久的栽培和食用歷史。傳統的芽菜通常指綠豆芽、黃豆芽和蠶豆芽等豆芽菜。而現在我們生活中的芽菜遠不止這些，比如香椿芽、枸杞芽、花生芽、蘿蔔芽、蕎麥芽、苜蓿芽、花椒芽等都是在我們日常生活中常見的芽菜。

自古以來，文人墨客們從不吝惜對芽菜的讚美。唐朝的蘇頌曾寫過「椿木，皮細肌實，嫩葉甘香可茹」的詩句來稱讚香椿的甘甜可口；蘇東坡也寫過「春社薑芽肥勝肉」的詩句來形容春天的薑芽，認為其又鮮又嫩，比肉還要肥美；《紅樓夢》中也曾多次提到芽菜，例如在第六十一回中就有關於「油鹽炒枸杞芽」的描寫。

《黃帝內經》中說過：「春三月，此謂發陳。」從養生學的角度講，這些植物的嫩芽具有非常神奇的功效，可以將植物中沉積的物質發散掉。所以春天多吃芽菜，就可以藉助芽菜的這種功效來促使人體的陽氣發散。因此，每到春天，家家戶戶的餐桌上總少不了芽菜的身影，或炒食，或涼拌，或醃製。爽脆可口的芽菜常常令人們大快朵

頤，愛不釋口。

然而，很多人喜歡在加工芽菜時加點醋或是直接用肉炒，認為這樣可以讓芽菜的味道更加鮮爽可口。但實際上，這兩種做法均不可取。

吃芽菜有兩條重要的原則，一是儘量不放或少放醋，不放或少放醋是因為酸味具有抑制和收斂的作用，不利於春天陽氣的宣發。二是不放或少放肉。不能放肉因為多數人在冬天補冬時已經吃了太多的肉，到了春天再繼續吃就過量了。

另外，春季為動物的繁殖期，很多動物都是在這個季節繁衍、哺育，從順應天地之生氣的角度來講，人們在春天應停止殺生，儘量少吃肉。

春天芽菜的食用方法以生拌、煮湯最佳，這兩種吃法均能體現芽菜的鮮嫩和爽滑。不過，也不是所有的芽菜都適合生拌。

例如，豆類芽菜要先煮熟了再涼拌，香椿芽也要先用開水焯燙5分鐘再進行涼拌。不過芽菜雖好，卻並不適合所有人吃，比如綠豆芽寒性大，易損傷胃氣，所以不適合脾胃虛寒和患有慢性胃腸炎的人食用；香椿為發物，食用太多易誘發故疾，因此慢性病患者要儘量少吃或不吃。

韭菜屬於升發性食物，又叫起陽草，《本草綱目》中對於韭菜的記載是「春香、夏辣、秋苦、冬甜」。由此可見，早春時節的韭菜也是最鮮嫩可口的。初春時節的韭菜品質最佳，晚秋的次之，夏季的最差，有「春食則香，夏食則臭」之說。

韭菜還有養肝的功效，春季人體肝氣偏旺，易影響脾胃的消化吸收，多吃韭菜能增強脾胃之氣。

不過，韭菜雖好，也要根據個人體質來選擇食用。容易上火者不宜多食或常食，經常腹瀉、消化不良的人不宜食用。此外，體內陰虛有熱者及患有眼病、瘡瘍者吃了韭菜會加重病情，因此，病情痊癒前不宜食用韭菜。

節氣養生錦囊

立春時節多伸懶腰：坐辦公室的人最普遍的問題是腰酸背痛，這種狀況就是久坐所導致的。伸懶腰可以很好地拉伸肝膽經，同時還能疏通肩背的氣血，緩解工作的疲勞，改善頸肩的緊張僵硬，提升身體的活力。

具體操作是：坐在椅子上，臀部要稍微往前往外移動一點，坐在椅子偏邊緣的地方，雙腿伸直，腳尖往回勾，這樣可以拉伸腿後側的經絡；然後雙手向兩側打開向上，充分地伸展。當人在疲乏困頓的時候把身體向上伸展，激活膽經，陽氣升發起來，人就會比較有活力。這樣的動作大概保持1分鐘，即可感覺到體側開始微微地發熱。

4 生發時節方生痔，只恐發得痔瘡來

立春時節，氣溫有所回升，萬物蓄勢待發，準備復甦，痔瘡也在這個時候伺機而出。民間自古就有「春發」的說法。所謂「春發」，除了指萬物如雨後春筍般冒出頭

來，還指人體的很多疾病也隨著春天的腳步從人體內發出。

春發表現得最明顯的就是痔瘡。我國有句俗話「十男九痔」，聽起來可能有些誇張，但也道出了痔瘡的普遍性。春天剛到，痔瘡就會迫不及待地「粉墨登場」，弄得人們「如坐針氈」。那麼，又是什麼原因讓痔瘡多在春天復發或者出現呢？

冬天天氣寒冷，是進補的季節。在冬天，人們往往都是頓頓大魚大肉，而且冬主閉藏，人體毛孔處於閉合狀態，加之運動量很少，熱量無法發散出去，便在腸胃堆積起來。

幾個月過去，好不容易等到春天來了，陽氣外發，身體裏的內熱便開始蠢蠢欲動了。內熱積聚過多，津傷液耗，腸道失潤，就容易出現便秘。而便秘是誘發痔瘡的病因之一，不可小覷。排便不暢而久蹲用力，會使肛門充血，痔瘡便會乘暖發「飆」。

一般來說，早期的痔瘡表現比較多，比如便血、疼痛、便時有物脫出、肛門瘙癢、墜脹不適、有異物感，等等。到了後期，就可能有流膿、分泌物，甚至在咳嗽、行走時有痔塊脫出並且恢復困難，嚴重影響日常生活。

由於「十男九痔」的說法，讓很多人以為痔瘡是身體很正常的表現，根本不在乎。而且因為痔瘡長的部位比較隱秘，很多人不到萬不得已是不會去治療的。但實際上，痔瘡是不能小看的。

如果長期便血，可能引起氣血虛弱，出現頭暈、貧

血、體弱無力、身體困倦這樣一些問題，還容易引發肛裂、脫肛等較為嚴重的肛腸疾病。對於女性來說，白帶過多，分泌物增多，容易引發陰道炎、尿道炎這類婦科疾病。所以，一旦發現痔瘡，要及早治療。

談及治療，很多人以為，痔瘡是盲腸的最末端，留著也沒什麼用，最好的辦法就是一刀切掉。實際上這是一種錯誤的說法。人生來就有的東西，沒有哪一樣是多餘的。不到萬不得已，儘量不要採取「一刀切」的處理方式。

防治痔瘡，首先要從生活細節做起。養成每天定時排便的良好習慣，最好是早上起床就排便。而且排便時要集中精力，不要坐在馬桶上看書看報，儘量縮短排便的時間，儘量不要超過10分鐘。

在大便之後，再用熱水浴揉痔瘡。需要注意的是，溫度要適宜，以不燙破皮膚為宜，手指裹毛巾著力於痔瘡，掌根著力於尾骨下端長強穴，浴揉5分鐘（尾骨尖端與肛門連線的中點），兩手輪換用毛巾蘸熱水從背後向前按揉。之後再用一粒「諾氟沙星」藥粉倒在食、中指上，按在痔瘡上，使其消炎止痛收水。

如果用無花果、葉煎湯來薰洗，效果會更好。因為無花果在中醫上有很高的地位。其果實清熱潤腸，常用於治療便秘、痔瘡。葉子也有清熱消腫的作用，外用於充血的痔瘡消腫是最好的治療。取無花果、葉各200克左右，放在鍋中加水適量煎煮，煮一會兒後倒入盆中，先薰後洗肛門部位。隔天換一次藥材，一週即可見效。

另外，合理調節飲食是預防痔瘡最科學的方法。飲食

要有規律，不暴飲暴食，多吃蔬菜、水果和高纖維食物，如蘿蔔、番茄、梨、百合、銀耳、粗糧、豆類等，給機體補充水分，以增加腸蠕動，防止便秘，還要少吃辛辣刺激性食物。儘量不喝酒，特別是烈性酒。

在我們平常吃的食物中，黑木耳在治療痔瘡方面有很不錯的療效。每次吃飯之前，取黑木耳50克，用溫水泡開洗淨，嚼碎嚥下，每天3次，連吃10餘天，痔瘡就可以痊癒。

黑木耳是著名的山珍，可食、可藥、可補，在中國老百姓餐桌上久食不厭，有「素中之葷」的美譽。中醫講，黑木耳能「斷穀療痔」。李時珍的《本草綱目》中就有黑木耳「治痔」之說，《藥性切用》中還有黑木耳「潤燥利腸」的說法。

從生物學角度分析，黑木耳含有豐富的纖維素和一種特殊的植物膠原，能夠促進胃腸蠕動，防止便秘。而且黑木耳含鐵量高，可以及時為人體補充足夠的鐵質，是一種天然的補血食品，對治療便血型痔瘡是再好不過了。

預防痔瘡，如果配合提肛運動，療效更佳。

具體做法是：站立，全身放鬆，兩腳打開，略寬於肩，兩手自然下垂。兩臂慢慢向前平舉，稍高於肩，手心向下，兩足跟踮起，同時吸氣提肛。隨後兩腿屈膝下蹲，膝蓋不過腳尖，兩手慢慢下按，直到肚臍部位，同時呼氣，放鬆肛門、會陰。如此反覆進行，早晚各1次，每次10分鐘左右。

節氣養生錦囊

常按頭皮好處多：經常按摩頭皮，可以提高大腦的工作效率，使興奮和抑制過程互相平衡，如此生命力就會增強，全身也能更好地適應外界環境。大腦是身體的主宰，大腦的功能增強了，身體各器官的功能自然也就增強了，身體也就更加健康。此外，按摩頭皮還能刺激頭皮上的毛細血管，使其擴張變粗，血液循環旺盛，從而供給大腦組織更多的養料和氧氣。大腦的營養充足了，精力就會更加充沛了。頭皮血液循環得到改善，還有利於頭髮的生長發育，防止頭髮脫落和變白。

5 早春時節寒入骨，養生還需捂一捂

正所謂「春暖花開」，春天，是溫暖的象徵。人們經歷了漫長的冬天，終於等到了春天，看著窗外日漸明媚的陽光，巴不得一下子就把在身上裹了整整一個冬天的棉衣全部脫下來。但是，即使是春天到了，也不要很快把厚衣服全部脫去，正如老祖宗提倡的「春不忙減衣」，初春時節還是捂一捂比較好。

中醫裏講，「春夏養陽，秋冬養陰，以從其根，故與萬物沉浮於生長之門，逆其根，則伐其本，壞其真矣」。春季是人體陽氣逐漸生發的季節，養生宜側重於養陽，才能順應季節的變化，預防或少生，甚至不生疾病。如果違

背了自然界的客觀規律，就會影響健康，引發疾病。

從大自然來說，雖然立春之後就已經進入了春天，但天氣還是比較寒冷，空氣中還是以寒氣為主。這個時候，人體腠理變得疏鬆，對寒邪的抵抗力減弱。如果過早地脫去棉衣，寒氣就會乘虛而入，寒則傷肺，容易使人患流行性感冒、急性支氣管炎、肺炎等呼吸道疾病，更嚴重的甚至會患流腦、麻疹、腮腺炎、猩紅熱等。

有些時候，可能立春過後天氣就很暖和了，給人的感覺是能把棉衣脫下來了。但「春天天氣孩子臉，一天就會變三變」，早春的氣溫並不穩定，往往是乍暖還寒。可能剛脫掉毛衣，緊接著又降溫了。

實際上，在從立春到驚蟄這一階段，雖然陽氣與陰氣交戰激烈，氣候變化無常，但還是以寒氣為重，即使是陽光明媚的日子，穿上棉衣也不會覺得有多熱。所以，孫思邈勸告人們：「春天不可薄衣，令人傷寒，霍亂，食不消，頭痛。」因此，在春天時，不妨多穿點衣服「捂」一下，以防氣溫驟然下降，受涼生病。

「春捂」要求人們對棉衣「不可頓去」。也就是說，春暖時節可以稍稍減一些衣服。比如之前穿3件衣服，一件保暖內衣、一件毛衣、一件羽絨服，到了初春，可以把毛衣脫去，只穿保暖內衣和羽絨服，或者根據氣溫的需要，脫去羽絨服，穿上毛衣和呢大衣。但是，不能一下子把冬天穿的衣服全部脫去。否則，就會出現「一向單衫耐得凍，乍脫棉衣凍成病」的情況。

特別是老人，身體本來就比較虛弱，對寒氣的抵抗力

較弱，更需要捂一捂。正如《攝生消息論》中所說：「春天天氣寒暖不一，不可頓去棉衣，老人氣弱骨疏體怯，風寒易傷腠理，時備夾衣，溫暖易之，一重減一重，不可暴去。」

此外，「春捂」還講究下厚上薄。中醫講「寒從腳下起」，人體的下半身離內臟比較遠，氣血本來就不如上半身充足，防寒能力不足。所以，春捂的時候上身可以少穿一點，但是下半身卻不能被凍著，褲子、鞋子和襪子都要保持一定的保暖性。正如《老志恆言》中所講「春凍未泮，下體寧過於暖，上體無妨略減」。很多女性喜歡早早穿上單薄的裙裝，展示自己捂了一個冬天的身材，但是這樣恰恰容易導致身體出現關節疼痛等病症。

對一些特殊的部位，還是要捂一捂。這些特殊部位包括背部、腰眼、肚臍、手腕、小腿。

背部是總管一身陽氣的督脈所經過的地方，初春陽氣初生，最需要養陽，所以背部千萬不能被凍著，而且古人也有「春不露背」的說法。而人的陽氣根於腎，全身陽氣都要從這裏散布出來，而腰為腎之府，腰眼也就是腎臟所在的位置，是千萬冷不得的。

肚臍為「神闕穴」，溫暖此穴可鼓舞脾胃陽氣，特別是胃部怕冷、經常腹瀉的人，要特別注意肚臍的保暖。

手腕處有心經的原穴神門穴（腕橫紋小指側端凹陷處），心主管全身的血脈，由輸送氣血來溫暖全身，而原穴主管各臟腑元氣，能夠強化該臟腑的功能，所以神門穴也是春捂的一個關鍵部位。

小腿是足厥陰肝經經過的地方，許多人偏頭痛、小腹痛，甚至有噁心、嘔吐、眼睛痛等表現，多因肝陽虛所致，所以也需要重點保護好小腿。

當然，身體有耐熱限度，超過了同樣對健康不利。如果一味追求「春捂」，使體內偏盛的陽氣更亢盛，容易患溫熱之病，如果「捂」時覺得咽喉燥熱、身體冒汗，就早點兒換裝。

節氣養生錦囊

拉筋運動疏通肝經：《黃帝內經》上講「肝主筋」，人體的筋脈、所有的韌帶，都是由肝來掌管的，很多人身體偏緊、發硬，其實是肝出現了問題。肝主筋，那麼平時就可以施行拉伸筋脈來舒暢我們的肝氣：找一個跟我們大腿等高的凳子或椅子，將一條腿搭上去，身體要保持側面的狀態，把腳尖往回勾，用同側的手慢慢地去夠我們的腳，另一隻手扶髖，然後身體向下傾斜。當身體輕微向下傾斜的過程中，我們會感覺到大腿內側的韌帶有很好的拉伸感，而這裏就是肝經經過的位置。如果身體實在覺得緊張，也可以把身體往上抬一點，只要保證大腿內側有拉伸感，就可以很好地舒通肝經。

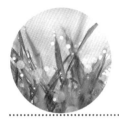

雨水

——養脾胃，調精神，防止身體受連累

《春夜喜雨》
——杜甫

好雨知時節，當春乃發生。
隨風潛入夜，潤物細無聲。

養生細節提醒：

◎雨水時節天氣變化不定，容易引起人的情緒波動，影響人的身心健康，不利於高血壓、心臟病、哮喘患者的健康。所以，人們除了要遵循「春捂」的原則，注意保暖，還要積極調整情緒，保持情緒的穩定。

◎注意做好防寒保暖，一定要「先捂」（即春季氣溫剛轉暖的時候不要過早脫掉棉衣）。不過「春捂」必須適度，不能「捂」過頭，否則容易誘發感冒。

◎為了趕走「春困」，日常起居、工作的過程中，應當養成常伸懶腰的好習慣。每天早晨醒來之後先伸個懶腰，可以讓人頭腦清醒；工作勞累的時候伸個懶腰，可以讓人重振精神。

1 脾惡濕，雨水時節濕傷脾

民間素有「春雨貴如油」之說。到了雨水時節，飄雪的冬季已經過去，開始降雨，而且雨水量逐漸增多。春雨，自古以來都是被人們讚賞的。特別是從詩人眼中看到的春雨，更是美好得無與倫比。人們最熟悉的要數杜甫的《春夜喜雨》：「好雨知時節，當春乃發生。隨風潛入夜，潤物細無聲。」

春天是萬物萌芽生長的季節，需要雨水的時候，它就來了，伴隨著和風，在夜幕降臨時，悄悄地、無聲地、細細地下著，滋潤著萬物。韓愈也有《初春小雨》：「天街小雨潤如酥，草色遙看近卻無。最是一年春好處，絕勝煙柳滿皇都。」把小雨比喻為酥酒初熟，味甘滑、潤澤，連小草也沾上了雨露，細雨中草色微綠，近看不覺而遠視泛青，甚是美好！

春雨，往往是在雨水這一節氣開始，就漸漸多了起來。《月令七十二候集解》中說：「正月中，天一生水。春始屬木，然生木者必水也，故立春後繼之雨水。且東風既解凍，則散而為雨矣。」隨著雨水的到來，雪花紛飛、冷氣浸骨的天氣漸漸消失，告別了寒冬的無雨燥冷，溫潤的空氣是觸手可及的了。

但是，這個時候的雨水卻不盡然全是好的。經歷了一個冬天，人們每天都是大魚大肉，脾胃本來就已經很受累

了，抵抗外邪的能力也明顯不足了。可是，這個時候雨水增多，空氣濕度增大。然而，脾惡濕，濕最傷脾，寒濕之邪最易困著脾臟，對脾的傷害是很大的。

中醫認為，脾胃為「後天之本」，是「氣血生化之源」，營衛、氣血、津液、精髓等人體機能活動的物質基礎，都化生於脾胃。所以，脾胃的強弱是決定人之壽夭的重要因素。正如元代著名醫家李東垣的《脾胃論》中所講：「內傷脾胃，百病叢生。」脾胃虛弱是滋生百病的主要原因。明代醫家張景岳也指出：「土（根據五行與五臟的關係，脾屬土）氣為萬物之源，胃氣為養生之主。胃強則強，胃弱則弱，有胃則生，無胃則死，是以養生家必當以脾胃為先。」明代章潢的《圖書編》也說：「養脾者，養氣也，養氣者，養生之要也。」可見，脾胃健旺是人們健康長壽的基礎。

所以，雨水過後，隨著雨量的增加，空氣濕度的增大，更要注意健脾利濕。怎麼養呢？唐代著名醫家孫思邈在《千金月令》中講，「正月宜食粥」。也就是說，春天養脾胃，最好的辦法就是喝粥。粥是中國飲食文化的一絕，是精髓中的精髓。

古代養生學家們認為，粥是「世界第一補人之物」，是其他食物沒法比的。南宋著名詩人陸游喝粥養生，還寫了一首《食粥詩》：「世人個個學長年，不司長年在目前。我得宛丘平易法，只將食粥致神仙。」

喝粥養人，首先就是養脾胃。北宋文人張耒在《粥記》中寫道：「每日起，食粥一大碗，空腹胃虛，穀氣便

作，又極柔膩，與腸胃相得，最為飲食之妙訣。」也就是說，每天早晨喝一大碗粥，最是養脾胃，是進食補養的第一妙訣。而且煮粥多用粳米和小米。粳米為「五穀之長」，最養人。粳米入脾胃經，最是保養脾胃，補人體之虛。小米更是健脾養胃，《本草綱目》說它「煮粥食，益丹田，補虛損，開腸胃」，《滇南本草》中也有「（小米）健脾胃，暖中」之說。為此，很多人都知道胃不好可以多喝小米粥。

要說春天健脾利濕，更好的是用焦鍋巴熬粥，也就是粳米煮成的鍋巴。每次煮飯，將鍋底所結的那層又香又脆還帶有一絲微甜的焦黃飯底挖出來。將米湯和鍋巴攪勻，用小火慢慢熬，再加些調料進去，就是清香鬆軟又別具風味的鍋巴粥了。「香燥之氣，能去濕開胃」，對人的脾胃非常好。

當然，粥本身就是極其養脾胃的食物，要是我們再根據自己的需要加入一些適當的食材，那就更好了。

比如**薏苡仁黨參粥**。取粳米200克，薏苡仁30克，黨參15克。先將薏苡仁洗淨後濾去雜質，放入涼水中浸泡2小時，黨參洗淨後切成薄片。再將三者放入鍋中，加水1000毫升。先用大火煮沸，鍋開後撇去浮沫，再用小火慢慢熬半小時左右即可，還可以放入適量的冰糖調味。每天當早餐食用，不僅能祛濕健脾，還能補氣血。

薏苡仁本身就是健脾利濕的食物。黨參健脾益氣，對於脾胃虛弱、食慾不振、大便稀溏等症狀有較好的療效。《本草正義》記載，黨參「健脾運而不燥，滋胃陰而不

濕，潤肺而不犯寒涼，養血而不偏滋膩」。這二者放在一起熬粥，是不錯的選擇。

此外，祛脾濕的食物還有很多，如茯苓、芡實、胡蘿蔔、冬瓜、萵筍、扁豆、蠶豆、鯽魚等。在調料中，花椒最能祛濕，重慶人吃麻辣，很大程度上也是因為花椒具有祛濕的作用。在炒菜時，可以適量放入一些花椒。

《本草衍義總論》說：「夫善養生者養其內，不善養生者養其外。養外者實外，以充快、悅澤、貪欲、姿情為務，殊不知外實則內虛也。善養內者，使臟腑安和，三焦各守其位，飲食常適其宜。」脾胃是生命之本，把脾胃養好了，身體的機能也就更好了。

節氣養生錦囊

初春飲食調肝養脾該怎麼做：明代高濂在他的《遵生八箋》中提出：「當春之時，食味宜減酸增甘，以養脾氣。」也就是說，春天要少吃酸味的食物，同時，多吃一點甘味的食物。甘入脾，是脾的本味，最養脾胃。什麼是「甘」？如果你認為味道有些甜的食物就叫作甘味食物，那就大錯特錯了。

中醫認為，只要沒有鹹、酸、苦、辣等其他味道的食物都屬於甘味。五穀雜糧，大部分都屬於甘味。另外，還應少食油膩之物，以免助陽外泄，肝木生發太過，克傷脾土。

② 雨水養生先養肺經

雨水，雖然是個春暖花開的時節，但卻有「倒春寒」的時候。倒春寒時，寒冷的季節又加上颳風，寒邪入體，身體健康就會受損，所以雨水時節比較容易受寒感冒。

中醫有「肺主皮毛」之說，人體的皮膚、毛孔的防禦可以決定體質的強弱，而皮膚歸五臟中的肺來掌管。如果我們想增強體質，提高免疫力少感冒，一定要將肺臟的氣血養足，皮膚才可以擁有非常好的保護能力，人就不容易受風寒感冒。因此，平日裏一定要注意保養肺臟。

肺的狀態決定著人的基礎體質，該如何判斷肺功能？可以做個簡單的測試檢測肺臟功能。

首先將拇指伸出來，用另一隻手的拇指指腹按壓這隻拇指的指腹，按一下，看看指腹肌肉是否快速地回彈，如果能迅速彈回來，恢復紅色，就說明肺臟功能很好；如果拇指指腹按下去回彈或者血色恢復得很慢，就說明肺臟功能相對不足，基礎體質有點弱，平時要注意保養肺經。

肺經是十二經絡的起始經絡，保養得當有利於肺部健康。

具體操作是：首先，我們要知道肺經在身體的分布路線。將手打開，肺經從胸部，也就是前側肩窩的位置延伸出來，沿著手臂內側偏外，一直向下走到拇指指甲外側的根部。肺經上我們首先要認識的穴位就是雲門穴，雲門穴

在前側肩窩的位置。只要找到自己前側的肩窩，用手掌來輕輕拍打就可以刺激雲門穴，先從左側肩窩開始，然後去拍打右側肩窩，每側200遍，力度一點點從輕到重，不需要太重，一直拍到這個地方有微微發熱的感覺。早晨醒來之後，拍打雲門能很好地激活肺經，肺主皮毛，肺的氣血充足，皮毛開合功能協調，就可以很好地防禦風寒。早晨起來每側拍打200遍，一定要記住，這是早晨起來增強體質的必做功課，在雨水這個節氣要抓緊拍打雲門穴。

　　雨水時節「倒春寒」很嚴重，所以一定要抓緊按摩肺經穴位以增強自己的基礎體質。肺主皮毛，皮毛的防護能力有所增強，人體防禦風寒的能力就會得到提升，體質也就會隨之增強。

　　每天抽出10分鐘的時間拍打肘窩，即可很好地排出肺經毒素。當拍打出痧點之後，內在經絡的毒素就會向外釋放，排出一部分，之後記住半小時內一定要抓緊時間喝杯溫水，以促進血液循環、加速內在排毒。拍打兩三次之後，再次用力拍打時，如果再沒有出現這樣的痧點，就說明經絡的瘀滯毒素相對減輕了很多，這樣排毒就可以告一段落了。

節氣養生錦囊

　　合理飲食去痘痘：雨水時節，很多女性都會發現自己的臉上長出很多痘痘。主要是因為經過一個冬天的補養，人體攝入太多高熱量食物，積累的毒素開始向外發散，表現出痘痘迅速增長等現象。此時只要適量吃些青綠色食

物，就能促進身體排毒。配合適當的運動鍛鍊，也可輔助發散體內的毒素。

③ 謹避風邪，防止身體受累

冬去春來，春風和氣，到處一片生機盎然的景象。自古以來，在人們的印象中，春風是恩澤的代表，詩人們一次又一次地用優美的詞句去描繪春風的美好。楊萬里的《南溪早春》中有「捲簾亭館醺醺日，放杖溪山款款風」，葉紹翁的《遊園不值》中也有「春色滿園關不住，一枝紅杏出牆來」。梅堯臣的《東城送運判馬察院》還有「春風騁巧如剪刀，先裁楊柳後杏桃」，春風所到之處，百草萌生，一片新綠，生機盎然，看上去總是好的。

但是，所謂「春日春風有時好，春日春風有時惡」，王安石的這首《春風》，真是把春風的形象刻畫得惟妙惟肖。春風，並不見得都是好的。中醫認為，「風者，百病之長也」。在六淫病邪中，風是致病的首要因素。風是春天的主氣，春風致病是很常見的事，民間有「春風如刀刮，死牛又瘦馬」的說法。

到了春天，人體陽氣生發，皮膚的毛孔逐漸張開，肌膚腠理變得疏鬆。相對的，人體內的正氣抵禦外部襲擊的能力變弱，風邪容易「鑽空子」。

不僅如此，風性輕揚、疏泄，具有升發、向上和向外的特性。當風邪侵入身體後，最先受到損害的是人的頭

部，所謂「傷於風者，上先受之」，從而引發頭痛。《普濟方》中也有「風邪傷於陽經，如於腦中，則令人頭痛」的說法。

民間還有一句「神仙也怕腦後風」的說法。在上古時期，有一位神仙經常頭痛，特別難受，就去找養生家彭祖。彭祖剛開始也不知道是怎麼一回事，但後來發現，那個人睡覺的地方有個洞正對著他的腦後，屋外的風從洞口吹進來，導致頭痛。後來，把那個洞口堵住，那位神仙的頭痛病就不再犯了。

所以說，中醫要求人們「謹候諸風而避之」。古代還有「聖人避風，如避矢石焉」的說法，提醒人們躲避賊風應該像躲避箭矢一樣謹慎。還有「虛邪賊風，避之有時」，比如，從辦公室窗戶縫裏吹進來的細風或是晚上睡覺的時候窗戶吹進來的微風，都是需要避免的。

如果發現風邪已經侵入人體，那就應當想辦法解決。一位男士講述了自己的一次經歷：他的身體一向不錯，有一天神色痛苦地去看醫生，他告訴醫生說自己頭痛得厲害，感覺天旋地轉，像是戴上了緊箍咒，吃了止痛片也不怎麼管用。最關鍵的是，這頭痛來得毫無徵兆，既沒有感冒發熱、外力刺激，他自己也沒有頭痛病史，問醫生是怎麼一回事。

醫生仔細詢問一番之後，發現這位男士有暈車的毛病，出門辦事如果路上堵，便打車去。結果，坐上車沒一會兒就開始頭暈想吐，趕緊打開車窗吹風，沒想到一回家就開始頭疼。春風傷人，就有這麼大的威力。

　　怎麼辦呢？最簡單的辦法莫過於梳頭。梳頭保健，古已有之。晉代「竹林七賢」之一的嵇康所著的《養生論》中就有「春三月，每朝梳頭一二百下」的說法，提倡春季用梳頭來養生。

　　養生保健書《清異錄》中將梳頭列為養生要事：「服餌導引之餘，有二事乃養生大要，梳頭、洗腳是也。」宋代張君房的《雲笈七籤》中有「凡欲療疾，……若在頭中，當散髮梳頭皮數百下，左右搖頭數十過，乃吸氣」，認為梳髮可治療頭部疾病。

　　至於梳頭能將風邪「拒之門外」的功效，古籍中也多有記載。《聖濟總錄・神仙導引》中這樣寫道：「梳欲得多，多則祛風，血液不滯，髮根常堅。」也就是說，常常梳頭，就能起到祛風的效果，這在風邪盛行的春天是再恰當不過的。

　　梳頭之所以有祛風的功效，與頭部的兩個穴位有關，一個是風池穴，一個是風府穴。

　　風府穴位於腦後髮際正中直上1寸（大拇指指關節寬為1寸）處，是腦部最薄弱的地方，風邪最容易從這個地方進入人體。又因為風府穴在統領一身陽氣的督脈上，風邪從此進入，首先受到損害的是體內的陽氣，從而引發頭痛、惡寒、脖子僵硬這一類的問題，嚴重的時候甚至引起中風偏癱。在風府穴外側兩寸左右各有一處凹陷，就是風池穴，也是風邪的入口。既然是風邪的入口，自然也是驅趕風邪的重要部位，梳頭能刺激這兩個穴位，祛風的效果自然不必多說。

梳頭時，先把散亂的髮端梳順。再從前額的髮際向後梳到頸後的髮根處，之後，俯身從後頸髮根梳到髮梢末端，再從左、右耳的上部分別向各自相反的方向進行梳理。每個部位的梳頭動作可重複5～6次，每天梳理100次左右最為適宜。

頭髮稀疏的老人，則可以用手指代替梳子來「梳頭」。至於梳頭的時間，陽氣升發之時的早晨最好。梳子的材質最好是牛角、木頭為好。

當然，除了梳頭，在我們的日常生活中，還要注意做好各種預防工作。風大時，儘量減少外出。同時，要隨天氣的變化增減衣物。多管齊下，必能將風邪「拒之門外」。

節氣養生錦囊

忌食食物大盤點：辛辣食物：雨水節氣吃過於辛辣的食物，可能會損耗陽氣而導致上火。動物肝臟：少吃動物肝臟，以免肝木生發太過而克傷脾土。溫熱肉類：少吃溫熱和油膩之物，如羊肉、牛肉等，以免損耗陽氣。

④ 春困，補足元氣精神好

按理來說，雨水時節，陽氣升發，肝火比較旺盛，人們的精力應該是比較充沛的，但卻有一類人，整日萎靡不振，困頓不安。這時候，不妨看一下這類人的手，尤其是

他們的手指甲，看他們甲根部的白色半月痕有多少。因為半月痕體現著人體的營養狀況，中醫很重視半月痕的多少，它顯示著人體的元氣狀況。

元氣是一個人的活力精力基礎，元氣足的人半月痕一般都很足。健康正常的人，十根手指中至少有八根手指有半月痕。可能有的人十根手指都有半月痕，這是個非常好的狀態。但如果十根手指都有，而且非常多，也要提高警惕，超過指甲六分之一即為內熱的表現，此類人的「三高」問題比較明顯。

如果半月痕太少，即為元氣不足，它的減少一般先從小指開始。小指先沒有，之後是無名指、中指、食指，最後我們會發現很多人只有大拇指上有。如果只有大拇指上有半月痕，說明自己身體裏的元氣已經快少到底線了。如果半月痕不足，到了春季就可能會困頓疲乏沒有精神，所以要注意養元氣。

對於現代人來說，元氣耗損更為嚴重。比如熬夜加班、用腦過度等，如果已經知道自己元氣不足，不妨在雨水時節適當吃些補元氣的食物，如牛奶、豆製品、雞蛋、堅果等。還可以配合喝一些元氣湯，具體烹調方法：

取2個核桃仁搗碎，將一個雞蛋打散，把這兩樣東西放到一起用開水將其沖熟，一定要用剛燒開的水，之後加一點糖或鹽，滴兩滴香油。每天喝一碗這樣的湯，連續調養兩三個月，手指上的半月痕就會逐漸增長，預示著元氣正在慢慢補足。

春季是一年的開始，如果春天都沒有活力，那麼很難

保持這一年的工作狀態，因此人們在這段時間要特別注意補養。如今，很多上班族都比較忙碌，沒時間由飲食調養身體。即使沒時間烹調美食調養身體，也應該睡得充足，尤其是晚上11點前一定要入睡。

現代社會中，很多人由於沒有足夠的時間或工作忙碌等因素，無法有好的睡眠，可以施行經絡按摩的方法調養身體，彌補飲食和睡眠上的不足。將人體的以下三個部位搓熱，就能起到很好的補元氣的作用。

✽ 耳朵

中醫認為，腎開竅於耳，很多人到了中年或身體疲憊的時候容易耳鳴，這其實就預示著腎氣不足、腎虛。平時經常將手指比畫成剪刀狀，夾住耳朵上下搓動，直到將耳朵搓熱，就能很好地激發腎氣，達到補養的目的。

✽ 腰眼

腰為腎之府，是腎的家，腎在腰部，且喜歡溫暖，以溫為補，以涼為泄，如果經常將腰搓至發熱，就相當於在為腎進行補養。所以，一定要做好腰部保暖，否則腰受涼了，腎也會不舒服。

很多女孩為了美而穿著低腰褲、露臍裝，殊不知這樣會導致風寒侵襲，腰一旦受了風寒就會傷及腎臟。

✽ 腳心

腳底心的湧泉穴是腎經開始的穴位。從中醫的角度上

說，足為腎之根，如果睡覺之前將耳朵搓熱，將腰搓熱，再將腳心搓熱，即可增強腎功能。腎藏元氣，元氣充足了，春天就不容易犯困了。

節氣養生錦囊

保養婦科按八髎：八髎穴很好找，就在人體尾骨的上面、腰椎的下面，大概巴掌大的一塊區域裏。雨水時節可以經常對它上下搓動，或者輕輕拍打，直到這個部位發熱發紅為止。這樣可以很好地促進盆腔的血液循環，消除內在的一些瘀滯和炎症。

5 春來易發高血壓，自我調理很重要

高血壓是一種常見的慢性疾病，易發生在中老年人的身上，雖然不是什麼罕見的疾病，但其危害卻是多方面的，尤其是當血壓高到一定程度，就會威脅到生命安全。

目前，心腦血管病已經成為城市居民死亡的第一位原因，而高血壓就是最常見的心血管病，也是心腦血管病最主要的危險因素。曾經有調查顯示，中國18歲及以上居民高血壓患病率為18.8％，估計全國患病人數超過1.6億，其中以40歲以上人群最多見，並有發病年輕化的趨勢。

大多數高血壓起病具有隱匿性，初期並沒有特別明顯的症狀，很多人是在體檢的時候才偶然發現。高血壓的病

程很長，可以達到十幾二十年。隨著病程的延長，高血壓會累及到心臟、大腦、腎臟等器官，從而引發腦中風、冠心病、心力衰竭、腎衰竭等病症，可以說是人體健康的「無形殺手」。

春天來臨，正是高血壓易發的季節。中醫學認為，高血壓的主要發病原因是肝陽上亢。肝為「剛臟」，體陰而用陽，藏血而主疏泄，其陰易虛而陽易亢，極易形成肝陽上亢。現如今，人們往往只是消耗自己的身體，而不懂得養。在情志上容易波動，憂思惱怒過度，在飲食上又吃了過多的甘肥厚味，在房事上縱慾過度等。這樣一些原因，都會導致肝陽上亢。同時，還伴有頭痛頭暈、目脹耳鳴、急躁易怒、心悸健忘、失眠多夢、腰膝酸軟、肢體麻木、步履不穩，甚至抽搐痙攣等狀況。

到了春天，人體的陽氣開始生發，也正是「百草發芽，百病發作」的季節。肝在中醫五行之中屬風木，外應春天升發之氣，在功能上主升、主動。春天，也正是肝陽生發的季節，即使是年過半百的老人，在春天肝陽也是特別旺盛的。如果原本就有肝陽上亢之勢，那麼在春天就更危險了。如此一來，高血壓就很容易發作，進而出現頭痛、眩暈、失眠等不良狀況。所以，中醫治療高血壓，重在平肝潛陽。

想要平肝潛陽，可以烹調天麻葛根魚頭湯來服食：

鱅魚頭1個，天麻、葛根各15克，枸杞子10克，紅棗8顆，料酒2湯匙，其他調料適量。先將魚頭去鰓洗淨，用色拉油炸一下，撈出待用，再將天麻、葛根切成片

放入紗袋。把主料都放入鍋中，加入500毫升水，大火煮沸，撇去浮沫，放入料酒和其他調料，再用小火煮半小時左右，取出藥袋，加入鹽調味即可食用。

此方中的天麻甘平，歸肝經，最是平肝潛陽。著名的天麻鈎藤飲，就是以天麻作為主藥，用來治療肝陽上亢。至於葛根，現代醫學研究表明，葛根中的異黃酮類化合物葛根素對高血壓有一定療效。枸杞子可以滋養肝腎，魚頭和紅棗補脾胃，補氣養血。綜合起來，能達到補精髓、平肝陽的效果，對於改善肝陽上亢高血壓患者的眩暈、頭痛、失眠等症狀，有較好的效果。

此外，芹菜也通常用於高血壓的輔助治療。取鮮芹菜250克，連葉搗爛取汁服用，每天2次。芹菜含酸性的降壓成分，具有平肝降壓的功效，對原發性、妊娠高血壓綜合徵及更年期高血壓等都有效。

除了內服，用藥物泡腳也能對高血壓起到調理的效果。用羅布麻葉、牡蠣各15克，豨薟草、夜交藤、吳茱萸各10克。將全部藥物放在鍋中加適量的水煎煮，煮一會兒之後倒在盆中，去渣取汁泡腳。羅布麻葉有平肝安神的作用，現在多用於治療高血壓。在一項調查結果中顯示，用羅布麻煎湯喝，對高血壓患者的有效率高達88.59%，服藥時間越長則療效越高，超過半年的可達93.3%。

另外，牡蠣能夠平肝養陰；豨薟草也具有降壓的作用；夜交藤養心除煩；吳茱萸能夠降壓，單用研末每次取18～30克用醋調敷兩足心就有明顯的降壓效果。這幾味藥物用在一起，能夠鎮肝熄風、滋陰潛陽、補腦安神，對

緩解高血壓十分有效果。

　　高血壓是一種身心疾病，不但要從身體上治療，還需要從心理上下工夫。《黃帝內經・靈樞》中講：「看花解悶，聽曲忘憂。」合適的音樂能使人的情緒得到改善，令心境愉快，氣血通暢，血壓降低。高血壓的音樂療法，應當選用情調悠然、節奏徐緩、旋律清逸、風格高雅、詞曲雋永的古曲或輕音樂，如《燭影搖紅》《平湖秋月》《雨打芭蕉》《春江花月夜》《江南好》《光明行》等，西方樂曲如巴赫的小提琴協奏曲也有明顯的降壓效果。相反，具有強烈刺激性的音樂，不但不能降低血壓，反而會引起血壓升高，而且還會導致一些嚴重的併發症。

　　當然，在生活中，高血壓患者還要注意保持情緒的穩定。飲食上定時定量，少吃刺激性的、高熱量、高膽固醇的食物，特別強調低鹽，多食用蔬菜、水果類食品。還可以適當做一些運動，散步最好，打太極拳、打羽毛球、騎自行車這樣一些中低強度的運動也是可以的。

節氣養生錦囊

　　雨水時節吃枸杞：枸杞是很經濟又很有效的一味補品。在經歷了一個冬天的進補，到了春天陽氣升發，人體不需要太過滋補的食物，溫補一下就可以，枸杞就是一種非常合適的補品。在養生上，枸杞被稱為養生百搭物，它很百搭，可以做湯、做粥，可以泡水喝，甚至燉肉時都可以放一小把枸杞子，食用人群也幾乎沒有年齡的限制，但是小孩子儘量少食。

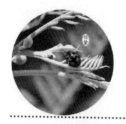

驚蟄

——順肝氣，養脾氣，固護正氣防病邪

《觀田家》
——韋應物

微雨眾卉新，一雷驚蟄始。
田家幾日閑，耕種從此起。

養生細節提醒：

◎驚蟄時節，生活節奏不要過度緊張，如果過度勞累，體質下降，容易使疾病乘虛而入。

◎保持愉快、平和的心態，宜戒怒戒鬱，否則肝氣過盛，容易頭暈、目眩，患腦中風等；肝氣鬱結，會導致胸悶、脘脹、失眠、女性月經不調等症。

◎初春陽氣剛剛生發，要早睡早起，可散步緩行，保持精神愉悅、精力充沛。

◎春季性生活一般多於冬季，這個時候的性生活應當迎合春季的特點，讓生發之性充分展露，切忌惱怒抑制，但又不可率性而為，過猶不及。

1 百蟲蘇，固護正氣防病邪

　　過了立春、雨水，春天的第三個節氣就是驚蟄。驚蟄，是指伏在泥土裏的冬眠生物開始出土活動。如《月令七十二候集解》所說：「萬物出乎震，震為雷，故曰驚蟄，是蟄蟲驚而出走矣。」所以，民間有「驚蟄過，百蟲蘇」的說法。

　　可以說，驚蟄是一個防蟲的關鍵時期。

　　按照一般氣候規律，驚蟄前後各地天氣已開始轉暖，雨水漸多，大部分地區都已進入了春耕。此時，蟄伏在泥土中冬眠的各種昆蟲已被雷聲驚醒，過冬的蟲卵也開始孵化。古時驚蟄日，人們會手持清香、艾草，薰家中四角，以香味驅趕蛇蟲和霉味。客家人會炒豆子、炒麥子，或在熱水中煮連毛芋子，在櫥腳、桌腳、柱腳、牆腳等處撒上生石灰。這兩種做法叫作「炒蟲炒豸」「溻蟲溻豸」，意在除蟲避凶。晉東南地區民俗：畫一個藥葫蘆，內裝蛇、蝎、蜈蚣、蚰蜒、蜘蛛等五毒蟲害，貼於牆壁，謂之「辟百蟲」。

　　除了要辟「有形之蟲」，還要謹防「無形之蟲」。溫暖多風的氣候條件，最適於細菌、病毒等微生物繁殖傳播，因此這時也是流感、肺炎、流腦、水痘、猩紅熱、腮腺炎、帶狀疱疹、A型肝炎、流行性出血熱等流行性疾病多發的季節。所以，增強體質、提高人體免疫力在這一時

期顯得十分重要。一定要講衛生，勤洗勤曬衣被，消除蟲害，開窗通風，提高防病能力，傳染病流行時少去公共場所，避免傳染。

到了驚蟄，天氣明顯變暖，飲食應清溫平淡，多食用一些新鮮蔬菜及蛋白質豐富的食物，如春筍、菠菜、芹菜、雞肉、蛋類、牛奶等，增強體質抵禦病菌的侵襲。飲食宜清淡，油膩的食物最好不吃，刺激性的食物，如辣椒、蔥蒜、胡椒也應少吃。

正所謂「正氣內存，邪不可干」，要剎剎邪風外氣對人體的侵襲，一定要先找出內因。離開了內因，任何外因都無法發揮作用，所以光找外因是沒有用的。具體說來，就是我們要以陰陽平衡為原則，合理調整飲食習慣，給我們的身體來一次「大掃除」，以保證氣血暢通，陰陽平衡。

春天濕熱的氣候環境十分適宜病毒和細菌的生存和擴散，所以，在春天，我們還可以多食用一些清熱解毒的藥物，來幫助我們抵禦病毒的侵害。生活中常見的薄荷、葛根、白蘭根等，都是這類藥物的代表。

節氣養生錦囊

常吃蒓菜防外邪：蒓菜味道鮮美。《本草綱目》說其「清渴，熱脾，下氣止嘔，治熱疸，厚腸胃，解百毒，延年益智」。《本草再新》言其：「療百毒，清諸瘡。」蒓菜既可以炒著吃，也可以和鯽魚、豆腐一起做菜做湯，色香味俱佳。

2 驚蟄吃梨，潤肺去燥美顏肌

　　晉代詩人陶淵明有詩云：「促春遘時雨，始雷發東隅，眾蟄各潛駭，草木縱橫舒。」驚蟄就其本意而言，有天氣回暖，春雷始鳴，驚醒蟄伏在地下冬眠的意思。

　　驚蟄時節，乍暖還寒，除了注意防寒保暖，還因氣候比較乾燥易使人口乾舌燥、外感咳嗽，所以應注意潤燥。我國民間素有驚蟄吃梨的習俗，家家戶戶到了這一天，都習慣去買一些梨子來吃。梨和「離」諧音，寓意百病遠離是對這一習俗最為普遍的解釋。

　　驚蟄是個萬物復甦的節氣，一些細菌開始活動繁殖，所以人們很容易患呼吸道疾病，表現為咳嗽、咳痰。此時吃梨，既可以生津潤肺，又可以止咳化痰，還可以助益脾氣，令五臟和平，增強體質抵禦病菌的侵襲。另外，進入驚蟄就能聽到春雷的響聲，春雷聲會驚醒泥土中蟄伏冬眠的各種昆蟲，古時候對於疾病又沒有百分百靈驗的特效藥，所以只好借吃梨來寓意病痛遠離身體。而且驚蟄一到，農民就要開始準備春耕。人們希望，驚蟄吃梨可以寓意蟲害遠離莊稼，保證全年的好收成。

　　從現代養生學的角度來看，驚蟄這一天吃梨的確是大有好處的。在營養學界，梨有個很響亮的名頭——天然礦泉水。它多汁、少渣，又含有豐富的葡萄糖、果酸、鐵等多種微量元素、膳食纖維以及維生素A、B群維生素、維

生素C等，具有生津止渴、止咳化痰、清熱降火、養血生肌、潤肺去燥等功能，最適宜春季食用。

吃梨的好處很多，主要有以下幾點：

❋ 生者清六腑之熱，熟者滋五腑之陰

入春後，因為天氣乾燥，人們易出現嗓子乾癢、聲音沙啞等症狀。這時，不妨請「護嗓高手」梨來幫幫忙。中醫認為，梨外可散風，內可滌熱，具有清熱、化痰、生津止渴等功效。並有「生者清六腑之熱，熟者滋五腑之陰」的說法，對嗓子乾痛、熱性咳嗽，特別是咳黃痰，有很好的緩解作用。

❋ 促進消化，潤腸通便

梨能促進食慾，幫助消化，還可以潤腸通便。因此，便秘、消化不良的時候也可以吃些梨。

❋ 降低血壓，清熱鎮靜

梨還有降低血壓、清熱鎮靜的作用。高血壓患者出現頭暈目眩、心悸耳鳴時，可吃梨，有助於減輕症狀。

需要提醒的是，梨味甘性寒，一次不宜食用過多，否則會傷害脾胃。對於脾胃虛寒或者血糖偏高的人，則不宜食用生梨。

節氣養生錦囊

從生命線看腸道健康：從您的手上來看，把手伸出

來，先看一下手掌上繞著大拇指走的這一條線，叫作生命線，生命線的根部反映了人的腸胃消化和泌尿生殖功能。

有的人在這條生命線的尾部，有很多細的分叉、分枝，如果是這樣，代表著可能會出現排泄方面的問題，如便秘等。

3 排毒減肥在此時，揉、拍、推走「消腹」

驚蟄是推陳出新的時節，只有將體內的毒素都排出去，身體才能煥發活力。排毒最關鍵的就是保持腸道通暢。說起排毒，就不得不提到減肥這個話題。冬季由於人們進補了較多的高熱量食物，所以到了春季難免會長出小肚腩，很快就要到夏季了，單薄的衣衫遮不住肚子上的肥肉，這該如何是好？

減肥的關鍵之處就是減腹，因為小腸為腸道消化系統的中心，腹部發胖往往是身體肥胖的前兆。因此，想減肥先減腹。中醫將腹部的肥胖分為三種：冰涼肚、金剛肚、水袋肚。

✲ 揉走「冰涼肚」

一般情況下，小腹比較寒，和過食寒涼有很大關係。體寒就會導致脂肪的堆積，所以這種小腹者通常看起來很肥胖，腹部摸起來卻很涼。一般肥胖者都怕熱、愛發熱，但這種人怕冷，手腳冰涼，而且小腹是涼的。

　　現代醫學研究表明，腹部溫度會影響健康，當腹部溫度低於34攝氏度的時候，多數已經處在亞健康狀態了。因此有這種冰涼肚的人通常小腹比較寒涼，溫度比較低，導致臟腑也處在冰冷的環境中，功能自然會下降。

　　人體有自我調節的本能，即當體內感到寒冷時，會調節脂肪禦寒，這就是為什麼小腹逐漸堆積脂肪的原因，在這種情況下一定要注意驅寒減腹。

　　對於這種冰涼肚的狀態，如果不將寒氣除去，不把體內的寒散出去，很難起到減肥的效果。最簡單的提升腹部溫度的方法，就是揉腹法：雙手疊放在一起，放到肚臍上，以肚臍為中心，先逆時針揉動。逆時針揉小腹力度不要太輕，因為我們要減腹，會消耗腹部脂肪，所以要儘量將腹部的軟組織帶動起來，保持一定的按壓力度，按壓20遍以上，不要太多，也不要太少。太少的話腹部不能發熱，無法達到驅寒的目的。慢慢地揉動二三十遍之後，腹部就會逐漸變得溫熱。之後沿著順時針的方向按揉。一般順序都是先逆後順，因為從中醫養生的觀點來說，逆是泄順是補，欲補先清。

✽ 拍走「金剛肚」

　　金剛肚就是指小肚子的脂肪偏硬，這種小肚子以男士居多，很多男士的將軍肚往往是因為吃了太多肉食或辛辣食物難以排解，導致內熱提升，瘀積於腸道中形成的。金剛肚者的腹部脂肪偏硬，用手按揉能感受到脂肪的結塊，摸起來硬邦邦的。這種肚子很難減，想減掉這種肚子，必

須做好清熱工作。平時多吃些蔬菜、粗纖維食物，比如芹菜、韭菜，有助於保持腸道暢通。

人體腹部有關非常重要的減肥穴，以肚臍為中心，向兩側各旁開三個手指的天樞穴，它是個非常有效的減肥穴、通腸穴。金剛肚患者的脂肪偏硬甚至有脂肪結塊，不妨這樣練習：

雙手手掌稍微用力拍打兩側的天樞穴，連續拍打 10 分鐘。你會發現被自己拍打的區域紅紅的，特別是當內在熱氣比較重時，會拍出很多痧疱、痧點，如同刮痧後出現的東西，這多為內在瘀熱的表現。

✷ 推走「水袋肚」

如果你的小腹肥胖不屬於前兩者，那可能就是脾虛導致的水袋肚。中醫上有句話叫「十女九脾虛」，相對來說女人更易脾虛。我們經常會處於這種狀態，就是當我們過度思慮時，很容易沒有食慾。這是因為思慮會影響脾胃功能。脾胃功能下降，脾虛就會導致虛胖，所以虛胖者的典型特徵就是腹部肥軟，如同拍水袋一般，這樣的人容易疲憊、乏力、易犯困犯懶，即典型的脾虛症。這種體質者往往偏向於水中，因為脂肪細胞中的水分太多，如同水袋，這種體質者只要將脾胃保養好，身體就會瘦下去，因此應當將所有功課放到健脾補氣上。健脾補氣的最佳方法就是按摩腸胃消化系統，達到提升胃腸的目的。

這裏推薦的按摩方法是「玉帶環腰手」，所謂玉帶環腰手，就是指像一條腰帶環繞在我們的腰上。可以做以下

動作：雙手合十，讓掌根頂住肚臍，然後掌根向兩側用力地推開，推我們的小腹，當推到兩側的時候雙手在背後勾住，手背相互靠在一起，用手背往回帶，到前側再雙手合十向後推，後面手背勾住往回帶。反覆這樣做，就能充分按摩腰部一整圈的位置。

很多脾虛型的肥胖會導致腰部鼓出一圈贅肉來，這就是我們常講的「游泳圈」。透過這樣的手法，可以非常好地把它消解掉，而且能保養腸胃消化系統。

節氣養生錦囊

經絡嚓嚓功——減肥又排毒：首先我們要搓熱的部位就是手掌，手掌正側走的經絡是心包經、心經和肺經，搓熱雙手就有激活這三條經絡的效果。很簡單，搓的時候一定要稍微用一點力，把手掌搓熱。當我們手掌的正側搓熱了以後，讓手指相觸，把兩隻手打開，手心向下，雙手的虎口位置相互摩擦，這裏是大腸經經過地方，激活大腸經，可以促進腸蠕動，排出宿便。

當虎口發熱以後，繞腕把雙手的手心向上，用兩手小指側的掌側相互摩擦，這裏是小腸經，它走我們的臂膀，中醫稱它為肩脈，經常搓熱這裏可以促進肩膀的血液循環，調理肩膀的酸痛疲勞。

最後一個面，我們可以勾住小指，翻轉手臂把手背靠在一起，然後小指打開，雙手再相互摩擦，把手背搓熱，這樣一來就把手的四個面都摩擦到了，不僅能充分疏通經絡，還能徹底排出毒素。

④ 風溫邪毒此時盛，謹防痄腮來侵襲

　　驚蟄時節百蟲動，隨著有形之蟲的活動，往往一些無形的邪毒也會侵入人體，導致很多疾病的發生。其中，痄腮就是十分常見的。痄腮好發於兒童，大人比較少見，最明顯的表現就是腮腺腫大，以耳垂為中心，向前、後、下擴大，邊緣不清，有疼痛及觸痛，表面皮膚不紅，可有熱感，張口、咀嚼特別是吃酸性食物時疼痛加重。可伴有肌肉酸痛、食慾減退、乏力、頭痛、咽痛等。

　　中醫來講，痄腮主要是由於外感風溫邪毒，從口鼻進入人的身體，夾痰化火，遏阻少陽、陽明經脈，鬱而不散，失於疏泄，鬱結在腮部所導致的。少陽與厥陰互為表裏，足厥陰肝經循少腹絡陰器，如果受邪較重，常常會有小腹痛、睪丸腫脹等併發症的出現。如果溫毒熾盛，熱極生風，內竄心肝，還會出現高熱、昏迷、痙厥等病變。所以，一旦出現痄腮，就要及時治療。

　　治療痄腮，比較常用的是用赤小豆塗搽。取赤小豆、青黛各30克，大黃15克。先將赤小豆、大黃研為細末，再以青黛混勻分成5包（每包約15克）備用。使用的時候，取藥末1包與雞蛋清2個調成糊狀，塗搽兩腮部，乾後再塗，不拘次數。如果找到大黃、青黛，可以只用赤小豆，直接將赤小豆研末，用溫水或蜜調成糊狀敷患處。這樣不僅操作簡便，療效也是不錯的。

赤小豆，作為我們日常食用的豆類，很多人不太清楚它的功效。從中醫上來說，赤小豆清熱利濕、消腫解毒的功效很好，常常被當作中藥使用。用赤小豆治療痄腮，還有一則有名的醫案。

北宋仁宗年間的一個春天，一日，皇帝趙禎起床時覺得耳下兩腮部發酸、隱隱作痛。用手一摸，感覺有些腫脹，趕緊傳喚太醫來看。太醫看了之後回稟：「陛下此症，名謂痄腮，乃風濕病毒之邪，由口鼻而入所致。當以普濟消毒飲內服、如意金黃散外敷，可保龍體安康。」

結果，過了三天，皇帝的病情不減反增，太醫們慌了手腳，各有各的說法。趙禎知道後大怒，急下詔求天下名醫。可是，名醫雲集的京城誰也不敢去給皇帝看這個病。過了兩日，一位姓傅的走訪郎中看到了皇榜，回到住處取了赤小豆研成細末，以水調成糊狀，美其名曰「萬應鮮凝膏」。然後揭下皇榜去給皇帝治病，一連三天，皇帝的病就好了。可見，這赤小豆治療痄腮的強大功效。

方中的大黃和青黛也都有清熱涼血的作用，三藥合用，效果更好。治療痄腮，在家中取材方便的除了赤小豆之外，還有仙人掌。很多家裏都養仙人掌，用起來也很簡單。取仙人掌適量，拔去刺，搗爛，用雞蛋清調勻，外敷在腮幫腫脹的部位就行。

雖然在中國吃仙人掌是比較鮮見的。但是，作為藥物，它卻早就被記載於古醫書上。《陸川本草》記載，仙人掌有消炎解毒、排膿生肌的作用；《湖南藥物志》記載，仙人可以掌消腫止痛、行氣活血、祛濕退熱生肌。總

的來說，仙人掌清熱解毒、散瘀消腫、涼血止痛的功效很好，外用對痄腮的治療很有好處。

節氣養生錦囊

風吹樹式瑜伽按摩腸道：首先深吸氣，雙手經體側打開伸向天空，到頭頂為止，讓雙手合十，同時十個手指頭交叉抓握。只有食指指尖伸直向上，手臂充分地向上延展，當吸氣的時候，手指尖帶著身體慢慢地向左側，逐漸地向左來帶動上半身，如果感覺比較吃力，就停留在我們能做到的範圍之內，同時盡可能加深呼吸。在做這樣的運動時，腸道能得到一個很好的按摩，保持這個姿勢，兩三個呼吸後逐漸起身，接著向右側做同樣的練習。

5 蕁麻疹多發季節，補氣固表來防治

驚蟄一到，春天的景象就更加明顯了。氣溫正好，不太冷也不太熱，陽光明媚，是一個很好的季節。但是，這個時候卻也正是各種疾病侵襲人體的時候。各種皮膚疾病也最喜歡在這個時候來襲，其中，蕁麻疹就是比較常見的皮膚病。

蕁麻疹俗稱「風團」，若皮膚上出現瓷白色或淺紅色風團，並有瘙癢或燒灼感，那可能就是染上了蕁麻疹。但是，這些疹子往往有點「來無影去無蹤」，出現得比較快並且成批出現，但是消失得也很快，通常是在一天之內，

而且不留任何痕跡，讓人誤以為已經好了。但實際上並沒有，隨後還會繼續發作。正因為這個特點，中醫稱之為「癮疹」。一般來說，發病比較急並且幾天之內就好的為急性。還有的反覆發作，病程延續幾個月甚至經年累月反覆發作。

在中醫看來，許多皮膚病的發生與陰陽不調、氣血失和有關，蕁麻疹也是如此。現在的人們每天為了生活忙碌，壓力大，工作時間長，勞心傷神。神無以安，精不能藏，神不能安則陰陽不和，精不能藏則氣血衰竭，所以出現陰陽失調，氣血不和也是必然的。

所以，蕁麻疹患者往往還可能伴有不定時的頭痛頭暈、乏力、五心煩熱、失眠、耳鳴、腰酸腿軟、潮熱盜汗、口舌生瘡、口渴唇裂等情況，女性往往還有帶下、月經不調、小腹痛等情況。

在這樣先天稟賦不耐受，也就是通常說的過敏體質的情況下，外部再受風邪侵襲，致使肌表氣機阻塞，氣血瘀滯，就會導致發病。正如《醫宗金鑒·外科心法要訣》記載：「此證俗名鬼飯疙瘩。由汗出當風，或露臥乘涼，風邪多中表虛之人。初起皮膚作癢，次發扁疙瘩，形如豆瓣，堆累成片。」所以，要治療蕁麻疹，內部調養很重要，應該以補氣固表為主要治療原則。

補氣固表的代表方藥首推玉屏風散。玉屏風散選自《丹溪心法》，原本是用來治療自汗的。自汗的最根本原因就是氣虛體表不固，所以用玉屏風散治療蕁麻疹也是十分有效的。玉屏風散，通常在藥房就能夠買到中成藥。每

次9克，溫開水送服，一天2次，1週1個療程，一般1～2個療程即可好轉或痊癒。

當然，有心的朋友可以在家自製散劑，價格便宜，而且方便服用。取黃耆、白朮各10克，防風5克，放在一起研為細末（比較大的藥店都有打粉機，可以提供中藥研磨服務），混合均勻，早晚各一次，用溫開水送服，一天內服完。也可以把藥散煎湯當茶飲，每天煎一劑，分數次溫服，連續服用到蕁麻疹痊癒。

玉屏風，顧名思義就是由寶玉製作而成的屏風，指的是這個方藥的功用，有如禦風的屏障，而又具珍貴如玉之意。方藥僅有三味藥材，黃耆、白朮、防風。

黃耆性味甘溫，是一種補氣藥，偏補肌表衛氣，最能益氣、固表、實衛。白朮是培補脾胃之要藥，能夠健脾益氣，脾旺則促進氣血生化，有固表的作用。防風是治風的要藥，可祛風止癢。黃耆得防風，固表而不留邪；防風得黃耆，祛邪而不傷正。這三種藥物在一起使用，標本兼治，再好不過了。

另外，單方蠶沙治療蕁麻疹也有很好的效果。每次取30克蠶沙裝入潔淨的紗布袋中，放入藥罐，加水1碗。先用大火燒開，再用文火煎20分鐘，約得半碗藥汁，一次服下。一般服用2～3天就會好，好了以後多服一天，鞏固療效。

蠶沙入藥，古已有之，晚蠶沙入藥的效果比新蠶沙要好。具體來說，蠶沙能祛風燥濕、清熱活血，治療蕁麻疹可以說是得心應手了。也並不是說但凡是蕁麻疹就必須內

治。邪有深淺之別，同為陰陽失調，氣血不和，傷於內就會出現頭暈頭痛、乏力腰酸、月經不調等狀況，蕁麻疹是傷在皮毛，自然能夠外治。

外治也不用多麻煩，平常我們淘米的水就可以清熱祛濕，治療蕁麻疹。取淘米的第一遍水1000毫升左右，加3大匙鹽，倒入鍋中大火燒沸後，再繼續用文火煮15分鐘。然後倒在盆中，等到溫度適合的時候擦洗患處。

當然，蕁麻疹患者平常還要注意避免其他惡化因素。比如不要用手抓、不穿緊身衣褲、不激烈運動、勿用電暖器致皮膚乾燥等。

在治療期間或在恢復後，應注意飲食的禁忌，不宜食用魚蝦、辣椒、菸酒等腥發動風和刺激食物。

節氣養生錦囊

灸足三里、絕骨泄毒氣：足三里即足三里穴，為足陽明胃經穴位。絕骨是足少陽膽經穴位。《千金要方》認為，足三里穴「主腹中脹滿，腸中雷鳴，氣上衝胸」。絕骨為足三陽之大絡，主治心腹脹滿、腳氣病等。灸此兩穴可以讓人強壯，而且能預防腳氣衝心的發生。

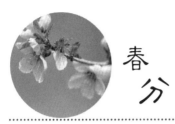

春分

—— 調陰陽，補陰氣，陰陽平衡保健康

《春分日》

—— 徐鉉

仲春初四日，春色正中分。

綠野徘徊月，晴天斷續雲。

養生細節提醒：

◎春分時節減衣不宜過早，突然出現冷氣流的時候要及時增添衣物。

◎起居上可晚睡早起。天氣好的時候可以逐漸開始晨練，以打太極、散步、慢跑等為宜。

◎飲食上注意禁偏熱、偏寒的食物，保持冷熱均衡、溫度適中，進而保持人體之陰陽平衡。

◎此時為傳染病多發期，應當注意衛生，將室內、室外不起眼的角落、陰暗死角處的污垢清理乾淨。同時保持室內空氣流通，廚房、衛生間的異味要及時清除乾淨。

① 寒暑此時定，養陽補陰保平衡

《春秋繁露·陰陽出入上下篇》有記載：「春分者，陰陽各半也。故晝夜均而寒暑平。」一個「分」字就道出了晝夜與寒暑的界限。農曆書記載「斗指壬為春分，約行周天，南北兩半球晝夜均分，又當春之半，故名為春分」。

春分節氣平分了晝夜、寒暑，更為重要的是陰陽。《素問·至真要大論》中記載：「謹查陰陽所在而調之，以平為期。」意思就是說，人體要順應這種春分時節的陰陽平衡，使臟腑、氣血、精氣的生理運動與「外在運動」即腦力、體力和體育運動和諧一致。明白了平衡的原理，我們就清楚了其中的調治之法。

春分只是在這一天達到了陰陽平衡。在此之前，自然界的陰氣強於陽氣，在此之後，自然界的陽氣勝過陰氣。也就是說，這一天和秋分一樣，既是陰陽平衡的一天，也是陰陽勢力開始重新分配的臨界點、轉折點。與之相對應，人體內的陰陽之氣，也會隨之發生改變。在這個時候，稍不注意，人體就容易氣血紊亂，導致疾病的發生。

中醫認為，這種節氣的轉換時刻往往是一些舊病復發、重病轉危病的關鍵時刻。

中醫學認為，養生應該因時而變。根據時節的變化改變養生方法，從生理和心理上保持人體的陰陽平衡狀態，

這是養生保健的關鍵。

　　人的身體之所以會生病，是因為陰陽失去平衡，造成陽過盛或陰過盛，陰虛或陽虛。只要設法使太多的一方減少，或使太少的一方增加，使陰陽再次恢復原來的平衡，疾病自然就會消失於無形了。

　　此時節人體血液正處在旺盛時期，激素水平也處於相對高峰期，所以，最易引起如高血壓、月經失調、痔瘡及過敏性疾病等常見的非傳染性疾病。對於這些疾病我們也應當給予高度的重視。

　　《素問・骨空論》中所說：「調其陰陽，不足則補，有餘則瀉。」所以，我們在情志、運動及飲食上都應遵循「虛則補之，實則瀉之」的原則，對身體陰陽的平衡進行調整，從而達到杜絕疾病、健體強身的目的。

　　春分與驚蟄同屬仲春，從節氣驚蟄到春分，正是春回大地，萬物生長、欣欣向榮的階段。驚蟄後的天氣明顯變暖，細菌病毒也同樣迅速生長繁殖，中醫主張要進行飲食調養，增強體質抵禦疾病。

　　在飲食方面，要注意抵制誘惑，好吃的東西未必對人體有益。清淡、易消化的食物，如大米粥、薏米粥、赤豆粥、蓮子粥、青菜粥等，既能提高人體免疫功能，又有健脾養肝、補肺腎、調補氣血的功效，此時可多食用些。油炸、生冷、甜膩之物則應盡量少吃或不吃。

　　此外，也不要偏重某一味或某一性，如偏寒、偏熱、偏升、偏降、偏散、偏收。比如，薑是發散的，蘿蔔是收斂的，這兩樣東西都可以吃，但要有所平衡。吃偏寒的螃

蟹，不要忘了加點偏熱的生薑；吃羊肉等熱性食物之後，不要忘了吃點梨或其他水果。春天肝氣旺，而肝氣旺易傷脾，所以這個季節要少吃酸、多吃甜食以養脾。

節氣養生錦囊

美味鍋巴易消化：鍋巴是煮米飯時鍋底所結之物，經低溫烘烤而成，又香又脆。粳米經炒、烘、烤之後，食之味香，促進食慾，還有消食導滯、收斂止瀉的功效，所以，春天多食鍋巴有益。

除澱粉外，其他成分大多藏於米粒胚芽和外膜中。經過低溫烘烤，外層的營養成分多被破壞，部分澱粉也分解了，故食之極易被消化。

此外，微炭化後的鍋巴，還能吸附腸腔裏的氣體、水分和細菌的毒素，達到收斂止瀉的作用。

② 陰陽易失衡，當心舊疾復發

春分時節最大的特點就是陰陽平衡，春分之後，這種陰陽平衡容易被打破，所以此時節舊疾易復發。

從立春開始，人體的陽氣就開始從內臟向外走，人體氣血一半在內一半在外，而自然界也剛好是太陽從南回歸線走到赤道，處在一半白天一半黑夜的平均狀態。隨著陽氣逐漸變得旺盛，大量氣血由內向外，在走的過程中，很容易出現「擁堵」現象，進而導致舊疾復發。舊疾復發是

身體出現「擁堵」造成的，那麼防治舊疾復發的方法就應該放在疏導交通上。

中醫上常講，肝主疏泄，因此，疏導交通的功能自然要落在肝的頭上，想讓肝臟發揮正常的疏泄功能，首先要做的就是保持情緒的平穩，即情志上要順應抒發，喜怒哀樂都要抒發，但是要有節制。

內心有怒火，一定要發泄出來，但是不能一發不可收拾，一定要適度；內心有哀愁，一定要哭出來，但不能哭得死去活來。

在飲食方面，宜清補而不宜濁補，因為肝主青，多吃些青綠色食物有養肝的作用。經過一個冬季的進補，肝臟積聚了大量油脂，需要及時將儲存一冬的熱量、垃圾先釋放並清理出去，否則即使再好的東西也難吸收進去。只有先將肝臟清理乾淨，護肝才有意義。

起居上，無論是工作還是娛樂都要遵循適度的原則。《素問》中有云：「久視傷血，久臥傷氣，久坐傷肉，久立傷骨，久行傷筋。」「動」之過度，就會損傷機體，但是太過安逸，會導致氣機閉阻，氣血瘀滯，也會致病。日常起居中，一定要遵循一定的原則：不能長時間看書、看電視、看電腦，否則會由於血虛不能潤目而致雙目乾澀；不要長時間臥床，否則會由於氣機流通不暢而氣血瘀滯。以此類推，過久坐著會導致肌肉鬆弛，站立的時間太久會傷骨頭，行走的時間太久會導致筋骨受傷，所以，養生必須保持良好的起居習慣。

為了讓氣血正常疏泄，還可以點按指尖和小腹，以促

進氣血運行。可能有人疑惑，這是什麼原理？因為手指兩側分布著人體經絡之井穴，每隻手各6個井穴，井穴通常是經絡的端點，所以按摩經穴可以起到疏通經絡、調節陰陽的作用。

小腹是人體的中心，有平衡人體氣血的作用。春季，氣血開始從腹部向外發散，按摩小腹有助於打通經絡、調節氣血，讓陽氣得到更好的生發。因此，揉腹非常關鍵，經常用手掌心的勞宮穴按摩小腹至發熱，能養元補氣，滋陰培陽。春季按揉小腹，每天早、中、晚各按摩一次，先逆時針，後順時針，最少按摩36圈，力度適中。

節氣養生錦囊

鳥王式瑜伽——調節人體平衡：雙腳併攏在一起，收腹挺胸，把腰背伸直，讓兩手臂交叉，右手臂在下，左手臂在上，使兩肘關節靠在一起，然後使手臂豎起來，讓右手去抓左手腕。

可能有的朋友會覺得手臂肌肉有些緊張，但是沒有關係，我們可以改用雙手抓住肩膀。如果覺得輕鬆，就用手來抓住手腕，雙腿彎曲，把重心放在右腳上，然後把左腳抬起來，注意左腳慢慢抬起盤於右腿的外側，左腳尖勾住右小腿，臀部往後坐，把腰背伸直。保持這個動作大概3～5個呼吸的時間，這是一個非常好的平衡練習。

這套動作中，手臂纏繞在一起能以激發手臂經絡，腿纏繞在一起可以激發下肢經絡，讓全身經絡達到疏通調節和平衡的狀態。

③ 春意勃發，性慾過旺當節制

驚蟄時節，萬物勃發，是動物發情交配的季節，所以古代形容男女之情多用「春情」來比喻。

「飲食男女，人之大欲存焉」。性，與飲食一樣重要，從來就是不可避免的問題。孫思邈曾經講過，「男不可無女，女不可無男，無女則意動，意動則神勞，神勞則損壽」。也就是說，性愛是成年男女不可少的一部分。如果成年男女長期沒有性生活，對身體是很不好的，會導致很多疾病的發生。但是，「房中之事，能殺人，能生人，故知能用者，可以養生，不能用者，立可致死」。性愛能益人，也能損人，其中的道理還真是不少。

古樂府《春歌》中有云：「雲眉忘注口，遊步散春情。」少女懷春，少男春心萌動，有時會發生遺精，甚至春夢一刻，有夢交之情，此即為春季生發之氣促動，對健壯的少男少女來說是性興奮的反應。

就夫妻而言，在春風吹拂、陽光和煦之期，也會春意勃發，性慾高漲，使春季的房事明顯多於冬季。此時的性生活，要適合春季的特點，使生發之性充分展露，使身心調暢，意氣風發，切忌惱怒抑制。同時，這個時候是最容易縱欲過度的，正是「當春行樂，每易過情」，切不可讓春情信馬由韁，任意放縱。如果春季不節制，「並力閨房」，就易致「身無寧刻」而得病。

　　腎藏精，主生殖，腎中精氣主宰著人體的生、長、壯、老和壽夭康泰。凡能節慾固元，多能享以高壽；違此常理者，就會導致腎虧，使人過早地衰老。《千金要方·道林養性》中就指出：「若夫人之所以多病，當由不能養性。平康之日，謂言常然縱情恣慾，心所欲得，則便為之，不拘禁忌，欺罔幽明，無所不作，自言適性，不知過後，皆為病本。」元代李鵬飛在《三元延壽參贊書》中專門寫下一篇《慾不可縱》，詳盡地描述了極情縱慾的危害性。他認為房事過多過濫，就會使真元耗散、髓腦枯竭、腎虛陽痿、耳聾目盲、肌肉消瘦、齒髮搖落、面容憔悴、形體消瘦、精神倦怠、虛汗淋漓、失眠多夢、不思飲食，以及消渴病及各種虛損病。更有嚴重者，落得命同朝露，英年早逝。

　　房勞過度對身體有害無益。所以，眾多養生專家都告誡人們，千萬不可縱慾，要節慾。懂得節慾保精的人往往能夠長壽，孫思邈就是一個十分典型的例子，93 歲猶能「視聽不衰，神采甚茂」「白首之年，未嘗釋卷」。《中國醫學名人志》記載有年齡的 148 人，80～90 歲者 60 人，90～100 歲者 34 人，100 歲以上者達 12 人。

　　當然，節慾不等於禁慾，貴在「得節宣之和」。人需要正常的性生活，宋代齊仲甫的《女科百問》中講：「女人天癸既至，逾十年無男子合，則不調。」也就是說，女子在月經來了算起，十年還沒有性愛，就會出現月經不調之類的狀況。

　　節慾，提倡正確掌握性生活的節律性。孫思邈對性交

次數的看法是：「人年二十，四日一泄；三十者，八日一泄；五十者，二十日一泄；六十者，閉經勿泄。若體力猶壯者，一月一泄。凡人氣力自有絕盛過人者，亦不可抑忍」。這是孫思邈根據人的體質歸結出來的數字，當然，也沒有必要完全遵照這個數字來進行，健康夫婦的性生活以每週2次左右為宜，以夫妻雙方性生活的第二天不感到疲勞為合適。即使是在性慾旺盛的春天，也不要超過這個度太多。特別是很多人在初春結婚，新婚燕爾，更是要注意這個問題。當然，如果一個人的性愛次數跟大象一樣，要以年為單位，那也是要不得的。

　　另外，節慾還要注意，性愛應當避免在不良情緒、醉後、飽後、病後、病時進行。如果夫妻雙方有一個在病中，性慾上來卻不顧所以，還要行房，很可能就會導致病情加重。

　　人生從生理成熟到生命的終結，要經過不長不短的幾十年，任何事情都應當不緊不慢、有條不紊地進行，性愛這件事情也是一樣的。急於一時，終是不能長久，只有細水才能長流。

節氣養生錦囊

內分泌狀況檢測小竅門：把身體重心放在一隻腳上，比方說把重心放在右腳上，把左腿彎曲抬起來，然後雙手平展到身體兩側，閉上眼睛。如果這個動作能保持15秒鐘的話，身體狀態應該是不錯的，但如果堅持不了15秒鐘，您就可能存在經絡失衡的狀態，或者有早衰的跡象，

這是個很方便的自我檢測方法。

④ 春分重養生，氣色更好人更美

春分這個節氣養生的關鍵之處就是注意平衡，那麼，如何保持內在的平衡呢？《黃帝內經》上有云：「有諸內，必形於外。」意思就是說，內在的狀況很多時候都會通過外在表現出來。所以，人們可以透過觀察自己的氣色瞭解內分泌是否平衡。

其實，看人體的三個方面是否有光澤，就能知道內分泌是否處在健康、平衡的狀態。

❀ 皮膚是否有光澤

很多女士的皮膚偏黃或者黯淡無光，這通常意味著身體處在不健康、不平衡的狀態中。從養生的觀點來說，皮膚反映著人體內在的很多問題，臟腑之氣皆上之於面，整個面色就體現著臟腑的健康狀態。

❀ 頭髮是否有光澤

很多人的頭髮乾枯分叉，暗黃或偏黃，不夠黑亮，體現著內在問題。髮為血之餘，頭髮和肝血是否充足有著密切關係。當人體肝血不足時，對頭髮的滋養就會差很多。而且腎其華在髮，頭髮可以體現腎氣是否充足。一定要注意，當感覺到自己的頭髮缺少光澤度的時候，很可能預示著肝血、腎氣都存在問題。

✽眼神是否有光澤

「眼睛是心靈的窗戶」。一個人什麼都能掩飾，唯獨眼神掩飾不了。當一個人的內在處於不平衡的狀態時，眼神肯定是呆滯無神或者游離的狀態，暗示著人體內在可能出現了問題。

春分時節，總有一些人容易發生過敏，比如皮膚過敏或花粉過敏。從養生的角度來說，過敏首先是體質的問題，體質比較好的人一般極少出現過敏，如果總是在過敏，則說明體質已經開始下降，可以由一個小方法來檢測一下自己是否過敏：

將手伸出來，看看手掌的中指、無名指指根處，如果這兩根手指根部都出現一條紋，則說明自己是過敏體質。這條線在古代被稱作「美人線」，意思就是說，手上長出這條紋路，可能五官比較端正，長得標緻、漂亮，但也可能預示著是過敏體質。如果出現了這種情況一定要提高警惕，特別是在易過敏的春季，應當做好防範，增加運動量，合理飲食，規律起居。

春分時節，對於女性朋友來說，氣色不好、面色偏黃是她們最苦惱的事情。之所以會這樣，多是脾虛的反映，此時最適合吃些桂圓。因為桂圓肉有非常好的養心補脾功效，平時可多用桂圓熬粥。沒時間熬粥可以用桂圓、枸杞、菊花一同泡茶飲服，能健脾養心、補養起色，改善面色暗黃。

春分時節，肝氣仍然處在升發的階段，此時應當注意

避免肝火過旺，可以喝一杯菊花決明子茶。決明子可以在茶葉店或超市裏到，它是專門降肝火的藥食同源之品，可以用它和菊花一同泡水喝，即可解決肝火旺的問題。

如果是整天對著電腦工作的辦公室一族，免不了長時間受電腦輻射，此時不妨用百合泡水喝，有養肺潤肺的功效，有助於改善呼吸系統問題，同時抵抗電腦輻射對身體的影響。此時雖然不宜吃太補的食物，但是可以吃些補腎的相對溫和的食材，如枸杞子，單用枸杞子泡水就能起到非常好的滋肝腎、補陰虛的功效。

到了春分，已經是春暖花開的時節，人體能量也隨之升發，久而久之會導致內在火熱之氣比較重，這時候可以吃些大棗，既能滋補養顏，又不至於補過。但是要注意的是，棗不能吃得太多，否則不利於消化。

節氣養生錦囊

脊椎扭轉式——改善脾胃功能：平坐到地面上，把腿伸直，腰背伸直，左腿彎曲，左腳跟向內收，再收小腹，右手的肘關節彎曲抱住膝蓋，身體向左側轉，左手扶地，這個動作就是一個比較簡單的脊椎扭轉式。在這個動作的過程中，我們會發現脊椎輕微地扭轉，腹部的臟器得到很好的按摩和擠壓。如果感覺相對輕鬆，我們可以來做加強練習，把右手的小臂豎起來，肘關節擋在膝蓋的外側，藉助兩邊肩膀的發力來扭轉。保持這個動作3～5個呼吸，就可以起到對腸胃消化系統的調節作用，臉色暗黃也可以得到非常好的改善。

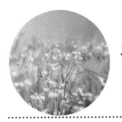

清明

——疏肝脾，清火氣，外出之時防流感

《清明》

——杜牧

清明時節雨紛紛，
路上行人欲斷魂。
借問酒家何處有？
牧童遙指杏花村。

養生細節提醒：

◎清明時節雖然會有寒暖交替的情況出現，但不能過早穿單衣，要繼續遵循「春捂」的養生原則，謹防感冒。

◎早睡早起，平時可以到庭院、公園散散步，打打太極拳。不過鍛鍊的過程中，要注意保暖，謹防感冒的發生。

◎祭祀的時候，有心腦血管疾病的人應當注意避免勞累或者過於傷心，應當多提醒自己穩定情緒，掃墓的時候最好有親人陪在身邊。

① 清明時節賞桃花，摘些桃花養容顏

　　清明時節的桃花開得最美，唐代詩人崔護有「人面桃花相映紅」的詩句，就是形容姑娘美麗的面龐和盛開的桃花交相輝映，顯得分外緋紅。

　　桃花自古便與女子聯繫起來，「面若桃花」「人面桃花」等都是對女子美貌的讚美。《詩經》中更是有「桃之夭夭，灼灼其華」的詩句，女子美到什麼程度呢？如盛開的桃花一般嬌艷，這可以說是很高的評價了。唐朝的才子崔護更是為自己心愛的女子寫下了「去年今日此門中，人面桃花相映紅，人面不知何處去，桃花依舊笑春風」這樣的詩句。

　　桃花不僅在文學作品上有著極高的地位，在中醫上也有舉足輕重的分量。中醫認為，桃花性味苦辛，無毒，歸心、肝、胃經，具有利水、活血、通便、潤膚、悅面的功效。其中，桃花悅膚美容的功效最受人們讚賞和推崇。

　　清明前後，正是桃花盛開的時候，愛美的女性朋友不妨採摘些桃花來養顏，既天然又有效。桃花美容，最常用的莫過於**桃花白芷酒**。

　　最好是自己在農曆三月初三這一天，去環境比較好的地方採摘東南方向枝條上花苞初放及開放不久的桃花來陰乾。取桃花25克（鮮者250克）、白芷30克，泡入1000毫升白酒中。密封瓶口，不時搖動，7天之後就可以飲用

了。每天早晚各飲用桃花白芷酒10～15毫升，同時倒少許入手掌心，雙手對擦，待手擦熱後來回揉搓面部，連續用一個月以上。這一方法對臉色晦暗、黃褐斑、黑斑等都能起到很好的治療作用。

桃花養顏的功效，自古以來就備受人們的肯定。《神龍本草經》記載桃花能夠「令人好顏色」，《圖經本草》也說桃花「可悅澤人面，紅潤容顏」。孫思邈的《千金方》中也提及：「以酒漬桃花服之，好顏色，治面病，三日見效。」在唐代，桃花養顏尤其被人們推崇。每年陽春時節，桃花盛開，宮女們就摘下桃花，洗乾淨後加蜂蜜、白酒攪均勻，密封7天後食用，駐顏效果極佳。這種方法風行很久，直到清代還有妃嬪用它來養顏。

說到桃花，不得不提一下大名鼎鼎的「**桃紅四物湯**」。四物湯由當歸、川芎、熟地黃、白芍四味藥材組成，有補血、活血、行血三重功效，被譽為「婦科聖藥」。不僅能滋補氣血，還能治療頭暈目眩、月經不調和閉經等女性疾病。在四物湯的基礎上加入桃仁和紅花就做成了桃紅四物湯。桃仁能破血行瘀、潤燥滑腸，紅花則能活血通經，去瘀止痛，從而使氣血更加暢通，進一步達到排毒養顏的效果。

相傳，在公元1321年，名醫朱丹溪外出行醫時路過桃花塢，看見那兒的女子個個都面若桃花、白裏透紅，很是驚奇。於是便四處詢問，才得知當地的女子都喝一種自製的桃紅湯，裏邊主要就是桃仁和紅花。朱丹溪從中得到了啟發，根據這桃仁和紅花的功效，結合「婦科聖方」四

物湯，配成了這桃紅四物湯。

朱丹溪在配湯時，以熟地、當歸各15克，白芍10克，川芎8克，桃仁9克，紅花6克入藥，煎藥時用中等大小的碗裝4碗水倒入鍋中煎煮，煮到只剩一碗水的量即可。本方被稱為「調經養顏第一湯」，根據個人情況，通常可以長期使用。不僅可以讓全身氣血通行，就連月經、「面子」這些問題都能夠得到很好的解決。同時，臉上的青春痘也會消失無蹤，皮膚會變得越來越白裏透紅。

用好桃花，不但能夠做到面若桃花一般的嬌艷，同時還能夠解決月經不調、便秘等問題，甚至能夠起到減肥的效果。

節氣養生錦囊

半側蓮花式去肝火：首先平坐在地板上，可以先從身體左側開始，把左腿彎曲，踩在右大腿的根部，左膝蓋向外側平放在地板上。腳跟要向內靠近會陰部，然後身體轉向左膝蓋的方向，讓背伸直，讓右腳的腳尖向回鉤。左手叉腰，右手去抓右腳的腳尖，左肩膀向後展，左手舉起伸向天空，這個動作可以充分地讓我們身體外側的肝經得到充分的舒展。

❷ 清明易上火，養生先清火

清明時節，雨水逐漸增多，天氣開始變熱，此時很多

老年人就會提醒年輕一輩，清明之上不進補。因為這段時間天氣逐漸炎熱，雨水增多，內在濕熱會重一些，而且整個春天的能量都是逐漸向上升發。肝主升發，隨著時間的推移，肝火相對較旺，就會導致各種火氣增加。

✽ 牙痛

首先，清明經常遇到火氣問題，很多人都會由牙痛反映出來，因此這段時間一定要注意飲食儘量清淡。俗話說得好，「牙疼不是病，疼起來要人命」。如果你正遭受牙痛的困擾，可以由快速止痛的穴位止住牙痛——合谷穴。

找合谷穴有個竅門，把一隻手的虎口張開，另一隻手的拇指中間的指節橫紋頂在虎口邊緣，之後拇指指尖向下按，指尖按到的位置就是合谷穴。當我們想按合谷穴起止痛效果的時候，要向食指手掌骨頭的方向用力，用力掐它，持續1～3分鐘，牙痛即可得到緩解。

✽ 長痘痘

女性們最關注的就是自己的容貌問題，而上火很容易影響到皮膚狀況，比如長痘痘。《黃帝內經》認為，面部不同部位長痘痘，表現的是不同臟腑的火氣。

很多人額頭反覆長痘痘，反映的是心經的內熱重，即心肺有火。睡不好、工作壓力、飲水少的時候，額頭就會冒出一些痘痘，如果覺得近期工作壓力比較大，一定要注意緩解精神壓力、調節睡眠，減輕心肺火氣。

還有的人會在嘴巴周圍長痘痘，反映的是脾胃有火

氣，因此一定要飲食清淡，少吃肉食和油膩、辛辣刺激之品。還有的女生下巴反覆長又大又硬的痘痘，說明體內濕氣重，或者大腸不通暢，體內的宿便瘀積，毒素瘀積就會反映到下巴上，表現出來就是反覆在下巴長痘。遇到這種情況時，應當及時清理體內的濕熱，平時多吃薏苡仁、山藥等食物，儘量避免吃過於油膩的食物。

然而，想要清除這些火氣並不難，可以趁著清明節吃些時令蔬菜——豆芽。豆子在發芽的過程中會釋放大量維生素E、維生素P，這些營養物質都會對皮膚健康大有益處，所以在清明節多吃些豆芽有助於保養皮膚、清除內熱、去除痘痘。

❈ 口臭

火氣還可能表現在口氣加重上，這種問題其實就是胃火加重，必須注意及時清理腸胃。平時可以喝些薄荷葉泡的水，因為薄荷葉有清理胃火、祛除口臭的作用。還可以嘗試伸展體前側的瑜伽動作——單側弓式，以舒展脾胃經、清理脾胃瘀熱。

【單側弓式】

首先趴在地面上，我們可以先從身體右側來開始練習：把右手臂彎曲撐在體前側，右小腿彎曲向後抬起，左手向後去抓住右腳腕，保持這樣的動作。輕鬆的話就拉伸右腿，把它抬起來。如果吃力就把腿放低一點，目光向前下方。這個動作一定要根據自己的身體狀況掌握幅度，在自己能做到的範圍之內適度去拉伸。

　　此動作能促進腿上贅肉和脂肪的消除，還能舒展胃經，清理胃熱。每次做完這個動作之後，記得放鬆一下，將臀部抬起來放到腳跟上，額頭貼在地板上休息一會兒，之後再慢慢直立起身，整套動作就結束了。清明時節一定要按時睡覺，不可熬夜，按點吃飯，飲食儘量清淡、少油膩，多喝水，以確保體內有充足的水分排出內火。

節氣養生錦囊

　　天樞穴調理脾胃上火：如果口氣較重，嘴巴周圍長痘痘，長期排泄不好，則很可能是脾胃上火了，脾胃上火怎麼調呢？可以找天樞穴，它不單單具備清理脾胃之熱的效果，還有減肥、減腹、通腸道的功效，那它在身體的哪個部位呢？在肚臍兩側旁開三個橫指的位置上。如果脾胃上火，建議大家經常按揉它，以促進腸蠕動、通暢腸道、減輕脾胃之火。

③ 陽春三月好時節，過敏性鼻炎太掃興

　　清明時節，很多人都會選擇外出踏青或掃墓。陽春三月，氣溫逐漸升高，郊外的桃花、玉蘭花、櫻花等眾多花卉都紛紛綻開了笑臉，雖然是姹紫嫣紅、桃紅柳綠，一片賞心悅目的景象，但有一部分人因花粉、柳絮、灰塵而引起過敏性鼻炎復發。

　　中醫上將過敏性鼻炎分為長年性鼻炎和季節性鼻炎兩

種，在臨床上要將這兩種疾病區分開。長年性過敏性鼻炎，是指每年過敏性鼻炎的症狀持續在9個月以上，多為室內的過敏源，如塵蟎或其糞便所致。長年性過敏性鼻炎一年四季都有症狀，在蟎繁殖最多的時節加重。春季過敏性鼻炎屬於季節性過敏性鼻炎。所謂季節性過敏性鼻炎，就是每年只在特定的季節才會發作，是由花、草、樹木等引起的。因此，季節性過敏性鼻炎又稱枯草熱或花粉症，其發病有著明顯的季節性，多在春秋兩季發生。

清明時節剛掃完墓，很多人就會因為過敏性鼻炎到醫院就診。過敏性鼻炎和普通感冒導致的鼻子不適有所區別。過敏性鼻炎患者鼻腔和咽喉部位奇癢，有時還會出現眼睛、面頰部皮膚發癢。流清水鼻涕通常出現在感冒初期，且鼻涕不多；過敏性鼻炎會伴隨著打噴嚏，而且會有大量鼻涕流出。

導致春季過敏性鼻炎高發的原因主要有兩個：一是春季溫差變化大，二是春季過敏源增多。春季晝夜溫差變化大，對過敏體質者來說是一種刺激。此外，春暖花開，黴菌活躍，也易誘發過敏性鼻炎。

所以，要防治過敏性鼻炎，最根本的保健措施就是先找出引起自己過敏的物質，即過敏源，並儘量避免它。誘發過敏性鼻炎發作的過敏源都有哪些呢？

✳ 室內塵土

室內塵土是引起過敏性鼻炎的常見過敏源之一，其構成複雜，是各種物質的大雜燴，包括動物性、植物性和化

學性等多類物質。

✽ 花粉

並不是所有植物花粉都能引發過敏性鼻炎，只有那些花粉量大、植被面積廣、變應原性強，並藉助風來傳播的花粉才最有可能成為過敏源。

✽ 屋塵蟎

蟎的排泄物、卵、脫屑和其碎解的肢體，皆可成為變應原。最可怕的是，這種物質可能寄生於居室的任何角落，讓人防不勝防。

✽ 羽毛

家禽或被褥、枕頭、衣物中的羽毛以及家養觀賞鳥脫落的羽毛，皆可為過敏源。

✽ 動物皮屑

動物皮屑是最強的過敏源之一，易感個體若長期與有關動物接觸，則可被致敏。致敏後再接觸即使很小數量的皮屑，也可激發出鼻部症狀，引發過敏性鼻炎。

中醫認為，過敏性鼻炎是體質虛寒免疫功能低下而出現的一種症狀，多是由於肺氣不足，肺內的寒氣排不出來所導致的，故治療應以溫陽益氣為主。過敏性鼻炎患者必須注意增強體質，加強鍛鍊，注意防寒保暖，多食溫補食物。只有解除體質的虛寒狀態，體質增強，過敏性鼻炎才

可以治癒。

俗話說，預防重於治療。在日常生活中，要想徹底擺脫過敏性鼻炎的困擾，除了遠離過敏源外，還需要注意一些生活細節：

起居上要注意保暖，不給寒氣偷襲人體的機會。鼻炎患者屬虛寒體質，寒氣最易損傷肺脾陽氣，加重虛寒症狀。低溫食物可能造成呼吸道過敏反應加強，誘發過敏性鼻炎。因此，應當避免冰品、寒涼生冷食物。

節氣養生錦囊

尺澤穴去肺火：尺澤穴在肘關節上，將肘關節彎曲，夾出的肘橫紋的盡頭就是尺澤穴。當感覺肺火比較旺，而表現出咽喉腫痛、咳嗽，甚至毛孔粗大這些問題時，就可以找準尺澤穴去按揉它來解決。可以先從左邊開始，每一側按揉兩三分鐘，然後換到另一側去按揉。按揉尺澤穴可以通暢肺經、去肺火。

④ 清明踏青好時節，強身健體心情好

清明時節，自古以來就是人們祭祖掃墓的日子。宋代高菊澗的《清明》詩云：「南北山頭多墓田，清明祭掃各紛然。紙灰飛作白蝴蝶，淚血染成紅杜鵑。日暮狐狸眠冢上，夜歸兒女笑燈前，人生有酒須當醉，一滴何曾到九泉。」在農業生產中，更有「清明穀雨兩相連，浸種耕田

莫拖延」「清明忙種麥（北方）」「清明前後種瓜點豆」
的說法；在城市裏也有「植樹造林莫過清明」之說。可
見，不管是在農村還是在城市，清明都是一個值得重視的
日子。清明三候：「一候桐始華，二候田鼠化為鴽，三候
虹始見。」意思就是說，清明時節先是白桐花開放，接著
喜陰的田鼠不見了，全回到地下的洞中，接著氣溫回升，
雨後的天空能見到彩虹。

　　從養生方面來講，清明對親人寄托哀思，有利於排解
不良的情緒，防止壞情緒帶給人的不良影響。當然，這只
是清明養生中的一小部分。清明養生，更多的節令運動，
比如踏青、放風箏、盪鞦韆、插柳等。

　　踏青，其實就是春遊。清明之時，春回大地，自然界
到處呈現一派生機勃勃的景象，正是郊遊的大好時光。自
唐代以來，文人雅士對此就多有描述。杜甫在《麗人行》
一詩：「三月三日天氣新，長安水邊多麗人……」，描述
了唐天寶十二年楊貴妃在都城踏青的盛況。宋代張先在
《玉樓春》一詞中也寫道：「龍頭舴艋吳兒競，筍柱鞦韆
遊女並。芳洲拾翠暮忘歸，秀野踏青來不定。行雲去後遙
山暝，已放笙歌池院靜。中庭月色正清明，無數楊花過無
影。」好一番踏青的盛景！

　　的確，清明前後，春光明媚，大地一派春意盎然，正
是春遊的大好時光。此時，或合家出遊，或情人相約，或
友人相邀，到郊外田野阡陌，或是去山澗流溪疊岩，或是
往坡嶺樹木叢中，呼吸新鮮空氣，聆聽松濤陣陣、鳥鳴聲
聲，目睹桃紅柳綠、百花繽紛。這時候，人的心情自然愉

悅，盪滌肺腑污濁，還能陶冶情操，怡神益智，防病健身，對身體有好處。

在踏青的過程中，還可以挖一些野菜回家吃。可別小看野菜，可食野菜中大都含有比較豐富的蛋白質、脂肪、糖、維生素、纖維素和水分，而這些正是身體生長發育必需的物質。在有些野菜中，這些營養素的含量比家蔬還要高。而且許多野菜都是防治疾病的良藥，如清熱解毒的蒲公英、止痢消腫的馬齒莧、利濕退黃的茵陳、涼血止血的刺腳芽、調經活血的雞冠花等，均是人們熟悉的菜中良藥。可以說，流行於民間的許多行之有效的單方、偏方、驗方都是從野菜中「吃」出來的。在吃過了大魚大肉之後，踏青的路上順帶採一些野菜回家嘗嘗鮮，還能起到健身的效果，何樂而不為呢？

清明時節，還有一種大家十分喜歡的戶外活動——放風箏。放風箏的健身效果，比外出踏青更好。古人認為，「放風箏時，迎風順氣，拉線凝神，隨風送病，有病皆去」，《紅樓夢》中也有「放風箏是放晦氣，林妹妹的病根都放出去了」的說法。放風箏作為一種健身康復療法，古已有之。史書《續博物點》中說放風箏時「張口仰視，可以泄內熱」，清代《燕京歲時記》中有「放之空中能清目」之說。

隆冬季節，久居室內的人們，氣血鬱結，精氣封藏，積聚內熱。春暖之時，是放風箏的佳機良時。來到空氣清新的廣場、郊野或海濱，伸開雙臂放風箏。放風箏時要手牽引線，前後奔跑，有張有弛，使全身得到活動，促進血

液循環，增大肺活量，還可使臂部和腿部的肌肉、骨胳得到鍛鍊。

　　腦力勞動者及青少年，常看書寫字，眼部易於疲勞，也易導致近視。利用春日的空閑，放放風箏。風箏在高空隨風飄動，上下翻飛，左右搖曳，為使風箏保持穩定，大腦必須反應敏捷，正確判斷，及時調整。不但可以讓人們疲勞頓消，憂煩皆除，還可收到健腦益智之功。

節氣養生錦囊

　　去肺火瑜伽運動：雙手在背後十指交叉抓握，在背後伸展，充分地向後翻我們的手臂。緊接著讓肩胛骨向後收緊，肩背收緊，同時呼氣的時候俯身向前。讓腰背伸直，注意整個背部和地面平行即可，隨之手臂向後翻，目視地板。這樣可以很好地擴張胸部，伸展肺經，我們會感覺到腿上、手臂上和肩背上都有一些輕微的拉伸感，這樣非常有助於去除內熱，清理經絡。保持大概3～5個呼吸，然後逐漸起身。

　　每天早晨做這樣的練習，十分有助於清理肺火。

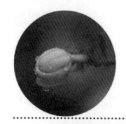

穀雨

——護肝脾，防濕邪，補益身體不長肉

《木蘭花慢》

——王惲

問東城春色，

正穀雨，

牡丹期。

養生細節提醒：

◎穀雨時節氣溫雖然以晴暖為主，但早、晚仍然時冷時熱，所以，早出晚歸的人注意增減衣物，避免受寒感冒。

◎過敏體質者應當少接觸過敏源。花粉過敏者、過敏性鼻炎者、過敏性哮喘者，都應注意避免接觸過敏源，出門的時候最好戴上口罩。回家後先用清水洗手、洗臉，出現過敏反應及時到醫院就診。

◎穀雨後空氣濕度逐漸加大，養生應當注意祛濕，加強運動，增加排汗量。運動適當的物理方法排出體內的濕熱之氣。比如慢跑、登山等都是不錯的促進人體排汗的方法。

1 穀雨時節養脾氣，補益身體在此時

《通緯・孝經援神契》上記載：「清明後十五日，斗指辰，為穀雨，三月中，言雨生百谷清淨明潔也。」《群芳譜》中有云：「穀雨，谷得雨兒生也。」穀雨前後，天氣比較暖和，降水量增加，利於作物的播種和生長，因此得名。

穀雨時節脾氣旺盛，此時要注意早晚適當「捂」，飲食上少酸多甘，忌食冷膩食物，以養脾氣。順應天時調節不良情緒能舒暢肝經，此時應注意從以下四方面調節身體。

✽ 保持好心態，隨性隨自然

穀雨是春季的最後一個季節，很快這種不冷不熱的舒適天氣就會結束，進入到炎熱的夏季。穀雨時節百花競艷，一片生機盎然的景象。人的心態、精神也會隨自然美景而變得積極。此時也應注意日常起居，遵循自然節氣的變化進行調養。

風和麗日，鳥語花香，處在這樣的自然環境中，會讓人感覺很舒服。因為緊張工作而產生的疲勞感也會消散。此外，可以讓人的心跳、呼吸放慢，讓心肺得到充分的休息。有測定結果顯示，在野外，每分鐘心跳次數比在城市要減少4～8次，個別情況甚至能減少14～18次，呼吸可

減少2～3次。

❀ 晨起一杯水，進補宜適當

穀雨時節已經是暮春，很多地方出現大風天氣，人體水分容易流失，抵抗力隨之下降，容易誘發或加重感冒，易出現常見慢性病，此時補水顯得非常重要。早晨起床的時候喝一杯溫開水，不但能補充身體代謝失去的水分、洗滌已經排空的腸胃，而且能有效預防心腦血管疾病的發生。

此時適當補充優質蛋白質類食物和果蔬外，還可飲服一些綠豆湯、紅豆湯、酸梅湯等，以免體內積熱。但是不宜進食羊肉、辣椒、花椒、胡椒等辛熱之品，防止熱邪化火。

❀ 空氣濕度大，防舊疾復發

穀雨過後，降水量增加，空氣濕度增大。穀雨之後便是夏至，季節交替之時易誘發各種疾病，需格外注意防病。同時，穀雨節氣後經常會有大風天氣，容易影響人體的神經系統，讓人感到緊張、煩躁，使得神經痛高發，如坐骨神經痛、三叉神經痛、肋間神經痛等。

❀ 謹防過敏症，增加活動量

由於天氣已經轉暖，穀雨時節是外出遊玩的大好時節，此時人們的活動量增加，特別是北方地區，桃花和杏花相繼開放，楊柳絮四處飛揚，過敏體質者很容易出現面

部紅腫、打噴嚏、流鼻涕等過敏症狀，所以外出時應做好防護，比如戴口罩。適當鍛鍊身體，增強身體的抵抗力。

節氣養生錦囊

盪鞦韆緩解腰痛：打個鞦韆不腰疼。盪鞦韆方法得當，不僅可以協調身體的平衡性，讓腹部肌肉有節律地收縮、放鬆，在不知不覺中增加腰腹部力量。具體操作：雙手握住繩子，手心相對，和胸同高，雙臂自然彎曲，盪者可站到或坐到板上，由後上方向前擺時，屈膝下蹲，前擺過垂直部位時，雙腿蹬板，同時逐漸向前送髖，挺腹。

2 穀雨有香椿，美味又治病

民間有「三月八，吃椿芽兒」的說法。食椿又名「吃春」，穀雨前後香椿樹萌發出嫩芽，此時的香椿醇香爽口。香椿歷來深受人們的喜愛，有「樹上青菜」之稱，曾被列為「小八珍」之一。早在漢朝就已經遍布大江南北，它曾與荔枝一起作為貢品，深受皇上及宮廷貴人的喜愛。穀雨時節，正是吃香椿的好時候。這個時候的香椿，新芽初綻，泛著嫩綠，吃到嘴裏清香四溢。正如清代美食家李漁所誇贊的那樣：「菜能芬人齒頰者，香椿頭也。」

除了口味清爽，香椿的營養價值也是不容忽視的。香椿還是一味防病治病的良藥，蔬菜中不可多得的珍品。中醫認為，香椿味辛、苦，性溫，具有散寒、殺蛔蟲、健胃

理氣、補腎固精、潤膚等功效，《陸川本草》中說：「香椿健胃，止血，殺蟲，治痢疾。」在穀雨時節吃一些香椿，既享受美味又有利於身體健康。

香椿做菜比較普遍，比如香椿炒雞蛋、香椿拌豆腐等，都是常見美食。但是做湯極少，而香椿做湯也很美味。香椿與雞蛋是永恆的配搭，香椿雞蛋湯也是最直接的以香椿為主要食材的湯菜。在這裏給大家推薦一道香椿木耳蘿蔔湯。這三樣食材看似不搭調，實則相輔相成，營養與食療兼得。

對於那些患有胃潰瘍的患者來說，可以用香椿芽250克，搓碎後與紅棗泥和勻，捏成3克左右的藥丸，溫開水送服，每次服2丸，每天2次。得了慢性腸炎或是痢疾的朋友，可以直接用鮮香椿適量，水煎服。還可將香椿跟大蒜和食鹽搗爛外敷，能夠治療癰疽、疔瘡、癤瘡之類的疾病，這在《唐本草》中就有記載，「（香椿）葉煮水，可以洗瘡、疥、疽」。

不但香椿能防病治病，要是剛好附近有香椿樹的話，弄點香椿皮，也能治病。香椿皮25克，石榴皮、紅糖各15克，水煎服，每天2次，對痔瘡便血有一定的療效。

節氣養生錦囊

按十宣調情志：十宣穴位於十個手指尖端的正中，左右共十個穴。宣即宣泄，刺激十宣穴能調節情志，怡神健腦。用拇指指甲反覆重掐，至產生酸痛感為宜，刺激的總時間每次不能超過5分鐘。

3 穀雨時節怕長肉，教你怎麼瘦身

　　穀雨是春季的最後一個節氣，過了穀雨，馬上就要到夏天了，很多女孩在這個節氣變得焦慮，因為到了夏天衣服穿得比較少，正是展露身材的大好時機，可自己卻是一身的贅肉，那麼怎麼做才能健康減肥，開開心心度過春天，迎接夏天呢？

❋ 按摩胃經調腸胃又減肥

　　胃經走行在我們大腿正前側，它是一條多氣多血的經絡，因此被人稱為「長壽經」。穀雨時節胃經氣血最為旺盛，此時敲打和揉搓腿部胃經能讓瘦弱的人變得豐盈，讓肥胖的人體重新恢復到正常狀態。

　　胃經按摩的方法很簡單：保持端坐的姿勢，雙手掌心向下，平放到大腿上，之後右手握舉，用力敲打大腿，左手來回用力搓。之後趕快換成左手敲，右手搓。習慣之後逐漸加快速度，反覆進行即可。

　　此套手法不但能讓人頭腦變得靈活，還能調節腸胃、減肥，可謂一舉多得，長期堅持能提高全身的協調性。

❋ 簡單小動作，趕走「蝴蝶袖」

　　穀雨時節減肥，最常遇到的一個問題可能就是女生們的「蝴蝶袖」，也就是在腋下上臂這一塊的脂肪比較多。

其實只要掌握以下兩個瑜伽動作，就能輕鬆趕走「蝴蝶袖」。

【動作一】經常去做手臂的對側拉伸，把左手伸直向右側伸，右手肘關節彎曲，來撐住左手臂，使它靠近我們的身體，這樣就能很好地對自己身體這一側的經絡進行拉伸，這是第一個動作。每一側可以保持大概半分鐘到1分鐘的時間，堅持一會兒，會逐漸感覺到手臂有拉伸感，有發熱的感覺，這是一個非常好的現象。然後我們換另一隻手去做同樣的拉伸，保持大概1分鐘左右。

【動作二】抓背手動作，這個動作可以強化拉伸手臂根部的一些經絡，促進此處的脂肪代謝。首先我們可以讓左手伸直向上，肘關節彎曲向後扶頸椎，右手打開，向後彎曲向上，貼靠在背部的位置，當我們做這樣的練習時，可以讓我們的雙手儘量抓握在一起。

這兩個瑜伽動作能很好地消減普遍困擾女生的「蝴蝶袖」問題。閑暇時間堅持練習，一定可以看出效果。

✳ 門閂式運動，趕走腰部脂肪

女性腰部的曲線直接影響到身材的美觀，所以建議大家在夏天到來之前去做個瑜伽動作，叫作門閂式，它可以很好地消減體側的贅肉，讓身體兩側呈現出曲線的美感。

【具體操作法】跪立到毯子上，把重心放在一條腿上，另一條腿伸直，腳尖向外展。比如我們的右腳腳尖向外展，把腰背伸直，雙手平展看右手，右手帶著身體向遠處然後逐漸地放下來，右手自然地落在右小腿上就可以，

左手肘關節彎曲向後托頸椎，面部扭轉向天花板。

　　練習此動作的過程中，能感覺到腰側有非常強的拉伸感，能消減身體兩側的贅肉，起到美化腰部曲線的作用。

❋ 瘦腿，按摩＋運動

　　女生到了夏天要穿短褲、短裙，露出腿來，可見優美的腿型是多麼重要。瘦腿主要涉及兩個方面——大腿和小腿。

　　從養生的角度來看，每個人脂肪堆積的區域是不一樣的。有的人大腿外側的脂肪比較多，脂肪都沉積在大腿的外側並向下沉積，也就是經絡裏面講的膽經的位置。所以凡是脂肪堆積在大腿外側的朋友們，就可以雙手握拳去敲打外側的膽經，就是在外褲線的位置，雙手用力地去敲打。如果想對點地去找，我們要認識一個叫作風市穴的穴位，風市穴位於膽經上，雙手緊貼著我們的身體，身體直立，中指指尖點到的位置就是風市穴，這個穴位有助於消減大腿的贅肉和脂肪。

　　坐在辦公室的椅子上，可以雙手半握拳稍微用力敲打風市穴，能舒暢膽經、消減內在贅肉，起到瘦大腿的作用。大腿前側也是容易堆積脂肪的地方，沒事敲打一下大腿前側的胃經，也能起到消減的作用。

　　【減大腿的瑜伽動作——騎馬式】晚上睡覺之前做此動作，一能瘦腿，二能緩解工作一天帶來的下肢疲勞，消減腿部水腫。找一個墊子或直接在床上，床面不要太軟。跪立在墊子上，一條腿向前邁出去，注意前面的膝蓋，將

大腿小腿彎曲成90°，後面的腿向下壓，雙手扶在膝關節上，髖部往下沉，這個動作能拉伸腿部韌帶經絡，起到消減大腿贅肉的效果。

✽蛇伸展式──消除背部贅肉

說起局部的減肥，我們的上背部也容易長贅肉，如果發現自己肩背有點厚，這樣穿吊帶裝就不是太美觀，可以嘗試蛇伸展式的瑜伽動作，能很好地消減上背部贅肉，同時緩解我們的頸肩疲勞。

【蛇伸展式】俯臥，前額貼地，兩臂在體側，掌心向上。雙腳可併攏也可與胯同寬的分開，腳趾朝後；徹底地呼氣，吸氣時慢慢地抬起頭、胸，在舒適的範圍內儘量抬高。在這個過程中，要緊收臀部，並下壓髖部。兩臂留在體側，放鬆手臂。目視前方或往下看；呼氣時，慢慢地放下身體，從胸部到前額依次著地。放鬆臀部、四肢和肩。重複做2～4次。頭部轉向一側，放鬆整個身體。

節氣養生錦囊

腹部旋轉運動促消化：加快腸胃消化系統的代謝，有調節血脂的作用。

具體操作：腰部柔和地旋轉起來，可以很好地按摩整個腹部臟腑，特別是腸胃消化系統。左右各旋轉50圈，讓自己的髖部向左側推，髖部向左側推的同時面部向左側轉，保持3個呼吸，然後髖部向右側推，面部向右側退，保持3～5個呼吸後收回。重複上述操作。

④ 暮春風邪盛，風熱感冒最易發

「清明斷雪，穀雨斷霜。」氣象專家表示，穀雨是春季最後一個節氣，穀雨節氣的到來意味著寒潮天氣基本結束，氣溫回升加快。民間有句俗語「穀雨寒死老鼠」，指的就是穀雨時節天氣忽冷忽熱，很容易患感冒。

感冒，是一件再普通不過的事情了。有的人可能一生平平安安不會生什麼大病，但是感冒，可以說是每個人都會經歷很多次的。所以大家對感冒這件事情司空見慣了，處理起來也是大同小異，平常買點感冒藥放在家裏，家裏有誰感冒了，就按照自己出現的症狀在準備好的藥物中找一些來吃。但實際上，這卻是西醫治標不治本的做法，並不值得提倡。

中醫講，即使是普通感冒，因其成因不同，類型不同，治療的方法也是不同的。在中醫裏，普通感冒主要分為風寒、風熱、暑濕三種類型。我們在冬天得了感冒，多是風寒感冒；夏天多暑濕感冒，而在春暖之時，卻大多是風熱感冒。

風熱感冒，春季更為多見。風為春季主氣，氣候轉溫，風與溫熱之邪多相兼致病。所以風熱感冒，多發生於春季。特別是精血津液虛及陰虛體質之人，最易感受風熱之邪。春季氣候突變，寒暖失調，風熱之邪乘機侵入人體，襲肺犯衛，衛陽被遏，營衛失和所引起。正邪相爭，

多見發熱重、惡寒輕或汗出不暢表衛之證。往往發熱重，但怕冷怕風不明顯；鼻子堵塞，但流鼻涕；咳嗽聲重，或有黏稠黃痰；頭痛，口渴喜飲，大便乾，小便黃。用老中醫總結出來的症狀來說，那就是「三黃」：黃稠鼻涕、黃稠痰液、舌苔發黃。

很多人一感冒，就把生薑紅糖水這一老祖宗傳下來的治療感冒的法子搬出來了。的確，要是得了風寒感冒，喝點兒薑糖水，辛溫發汗，對感冒的早日治癒很有好處。殊不知，風熱感冒是不能用薑糖水來治療的。生薑屬於辛溫的藥物，只會助長熱勢，使病情向壞的方向發展。

風熱感冒是由於風與熱相合而形成的，要治療這種感冒，則需要驅逐熱邪，將表層的熱邪化掉，中醫稱之為辛涼解表。要達到這樣的功效，薄荷、菊花都是很好的，熬點菊花粥、薄荷粥，或是喝點菊花茶、薄荷茶，對治療風熱感冒都很有好處。

牛蒡是穀雨的時令蔬菜，用牛蒡根熬粥來對付風熱感冒，也能收到很好的效果。取牛蒡根、粳米各50克，將粳米單獨熬粥，同時將牛蒡根洗乾淨，放入鍋中加適量的水，大火燒開後繼續煎煮5分鐘，去渣取汁。等到粥好了以後，直接將牛蒡根汁倒入粥中混合在一起，再加入適量的白砂糖調味即可。

提及牛蒡，很多人可能不知道它到底是什麼，但如果要說它的另外一個名字，或許都會恍然大悟。其實牛蒡根也就是人們平常所說的「東洋參」。

牛蒡根在古今中外都是備受歡迎的，它在日本一直就

有「蔬菜之王」的美譽。日本藥草研究家東城百合子在她的《藥草的自然療法》一書中談到，牛蒡是病弱的人所不可缺少的優良蔬菜。美國著名的保健專家艾爾·敏德爾博士在《抗衰老聖典》中將牛蒡形容為「是一種可以幫助人體維持良好工作狀態的溫和營養藥草，牛蒡可日食而無任何副作用，且對體內系統的平衡具有復原功效」。《名醫別錄》稱牛蒡「久服輕身耐老」，《本草經疏》中把牛蒡看成是「散風除熱解毒三要藥」，李時珍的《本草綱目》中更是讚賞牛蒡「通十二經脈，除五臟惡氣」。可見，牛蒡具有疏風、散熱、解毒的功效，用來治療風熱感冒是再好不過的。

　　不管怎麼樣，不要忽視感冒，微小的疾病拖久了也會變成大病，所謂「千里之堤毀於蟻穴」，講的就是這個道理。也不要亂用藥，雖然治病用藥是必需的，但是如果用藥沒有對症，只會適得其反。

節氣養生錦囊

　　風熱感冒就找大椎：首選大椎穴（大椎穴位於第 7 頸椎棘突下凹陷中，低頭後頸最突出的脊椎突就是第七脊椎突），以食指和中指或其中一指著力於穴位上，做輕柔緩和的環旋轉動。不拘時間，一天做 1～2 次即可。

　　大椎穴這個穴位非常重要，是「諸陽之會」，陽氣非常足。很多人認為，大椎穴僅僅是用來補陽氣的，那就大錯特錯了。大椎穴還有一個顯著的作用就是瀉熱，感冒發熱時找它是準沒錯的。

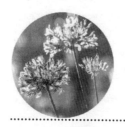

立夏

——多酸、多苦重養心，固護陽氣身體好

《幽居初夏》

——陸游

湖山勝處放翁家，槐柳陰中野徑斜。

水滿有時觀下鷺，草深無處不鳴蛙。

養生細節提醒：

◎「汗為心之液」，一旦患外感不能輕易運用發汗藥劑，防止多汗傷心。

◎老年人應當注意避免氣滯血瘀，防止心臟病發作。清晨起床可以吃少量蔥白，晚餐時飲少量紅酒，都有助於暢通氣血。

◎學會養「心」，開闊胸襟，是恬靜快樂的根本，千萬不可暴喜傷心。

◎如果每天早上起床後感覺嗓子、鼻子發乾，則說明室內要空氣濕度不夠。

◎從冰箱裏拿出來的食物不能立刻就吃，要放一會兒

再吃，而且不宜吃太多。尤其是老年人、兒童、消化不良者、慢性胃炎患者更要注意，防止刺激腸胃而誘發胃痛、腹瀉等。

◎適當午休，午休時間以半小時為宜，時間過長反而會讓人感覺沒精神。對於不能午休的上班族而言，也應當閉目養神幾分鐘。

❶ 夏養陽，少吃冷飲多曬太陽

在古代，立夏被人們稱之為「孟夏」，即夏天的開始。《月令七十二候集解》中說：「立，建始也，夏，假也，物至此時皆假大也。」立夏到來，也就標誌著夏天的開始，萬物進入一個「長」的狀態。比如農諺中就講「立夏三天遍地鋤」，這時雜草生長很快，「一天不鋤草，三天鋤不了」。

《蓮生八戕》中有記載：「孟夏之日，天地始交，萬物並秀。」此時夏收作物進入生長後期，冬小麥揚花灌漿，油菜將要成熟，夏收作物年景已基本形成定局。這時開始忙著栽插水稻與進行其他春播作物的管理，因此農諺有「立夏看夏」的說法。我國古代非常重視立夏節氣，古代的君王們也會在夏季初始的日子去城外迎夏，迎夏的日子即為立夏日。

到了夏季，陽氣透過春季的生發，成為一年中陽氣最旺盛的季節。按照順時養生的要求，應該把握住大好時

機，進行陽氣的養護。特別是陽虛體質的人，更要藉助這一季節的陽氣來平衡五臟的陰陽。

❋ 少吃冷飲，避免陽氣耗傷

夏季天氣非常炎熱，很多人都受不了酷暑，很可能由於貪圖涼快而使陽氣耗傷。

日常的生活不宜過於寒涼，不要經常在夜晚露宿，不能在潮濕陰涼的地方睡覺，不要吃太多的冰冷食物。因為冰冷食物有較重的寒氣，吃得太多會導致寒氣困陽，要是陽氣被寒氣所困，就容易引起不出汗、不思飲食、頭暈乏力等症狀。

❋ 選對時段，夏季也能曬太陽

陽光可以源源不斷地提供給大地萬物能量。夏季的9～10點之間，陽光最適合養陽，而且不會曬傷皮膚，也不會導致中暑，是補陽的好時機。

此外。此時的空氣品質非常好，是綠色植物進行光合作用、釋放新鮮氧氣的時間，面朝太陽做有氧呼吸可以收集外界的陽氣，補益人體之陽氣。

❋ 增酸減苦，補腎助肝重養心

「立夏」的「夏」為「大」之意，指的是春天播種的植物已經直立長大了。立夏節氣的到來意味著春天即將過去，夏天即將到來。

人們習慣上把立夏看作炎暑將臨，雷雨增多，溫度顯

著升高，農作物生長旺盛的一個重要節氣。立夏時肝氣逐漸變弱，心氣逐漸增強，這時候的飲食應該增酸減苦，補腎助肝。保持胃腸功能正常發揮作用，避免暑熱侵襲是夏季養生的重要環節。

立夏後陽氣上升，天氣漸漸升溫，經常吃油膩或容易上火的食物，會導致身體內、外皆熱，從而產生痤瘡、口腔潰瘍、便秘等上火病症。為了避免這個季節脾胃功能紊亂，飲食上應該清淡、多補水，多吃一些容易消化、富含維生素的食物。

除此之外，由於夏季氣溫升高，人容易變得焦躁易怒、煩躁不安，免疫功能也會下降，容易出現由生氣、發火而導致的心律失常、心肌缺血、血壓升高等情況，所以夏季養生最重要的是養心。

節氣養生錦囊

按揉巨闕養心安神：用食指指腹對巨闕穴進行按揉，時間為2～3分鐘。經常對此穴進行按摩，能夠調節心臟功能，起到養心安神的作用。

② 夏養心，立夏保持好心情

隨著季節的轉變，人體的各方面也有所轉變。從這一天後，氣溫逐漸升高，天逐漸熱了起來，所以中醫學以五行中的「火」來概括夏季氣候特點。在人體的五臟之中，

火應心。而且到了夏天，人體的陽氣逐漸旺盛起來。

中醫講，「心為陽中之太陽，通於夏氣」。諸如「夏氣」「太陽」「陽中之陽」之類，都是指心臟中存在著一種陽熱之氣，也就是「火」。這種具有火熱性質的陽氣，能夠維持人體的生理功能，如血液的循環、脾胃的運化、腎水的溫煦等。

正因為夏季屬火，又因火氣通於心、火性為陽，所以夏季的炎熱最易干擾心神，讓心跳加快，加重心的負擔，誘發「心」病。

《黃帝內經》中就說：「夏三月，此謂蕃秀，天地氣交，萬物華實，夜臥早起，無厭於日，使志無怒，使華英成秀，使氣得泄，若所愛在外，此夏氣之應，養長之道也。逆之則傷心，秋為痎瘧，奉收者少，冬至重病。」夏季染病，大多當即發作，這就是所謂的「六月債，還得快」。但有的會潛伏到秋冬季才發作，那就嚴重了。所以，夏季養生，重在養心。

說到養心，靜養當先，「心靜自然涼」，靜則生陰，只有陰陽協調，才能保養心臟。靜養心，不單單指人保持安靜的狀態，而是要做到心靜。當然，要做到心靜，人的外在安靜也是有必要的，因為幾乎沒有人能在喧鬧的大街上與人誇誇其談時，還是心靜的。

所以，要想靜心，首先要調整自己的身體狀態。要進入安靜狀態，一方面要調整姿勢。最好的姿勢就是盤坐，平躺著也可以，但一定要是放鬆的姿勢。當自己的身體完全放鬆下來時，頭腦、心靈也才會隨之安靜下來。在嘴裏

念「安靜」「自然」之類的詞，間隔儘量長。念的時候，注意頭腦裏要出現自己所念的字詞的形狀或者聲音，再慢慢地轉變成默念，字之間的間隔進一步拉長，從而讓思想進入一種虛無的狀態。

另一方面，就是練習「呵」字吐納功，可以使人心平氣靜，起到養心的作用。

「藥聖」孫思邈在《孫真人衛生歌》中提到「夏至呵心火自閑」。金元之際著名道士丘處機的《攝生消息論》中也有「心氣當呵以疏之」的言論。

首先，要學會站立，頭正頸直，含胸收腹，直腰拔背，將兩腳分開與肩同寬，兩膝微屈，兩眼微開，平視前方。兩手肘微屈，兩腋虛空，兩手掌輕靠於大腿外側。待身體放鬆、呼吸調順後，兩手虛握拳，緩緩上提至胸肋部，在胸前用力向內相向擊打，但並不相碰。到胸正中線位置，再收拳回到身體兩側。

其次，手掌自然伸展。上半身稍微向右側轉動，仰頭緩緩深吸一口氣，儘量使氣吸到腹部。右手向上托起用力，左手心向下用力，低頭緩緩吐氣，用力念「呵」字。念時口自然張開，舌頂下齶，感覺到腹肌用力，發聲時注意將氣全部吐出，不可間斷。就這樣一共做6次，左右手上舉和下按的動作、身體左轉和右轉也交替進行。這樣堅持鍛鍊一段時間，對養心非常有幫助。

在日常生活中，也要注意清心寡慾，遇到什麼事也能做到心平氣和。古語說，「打掃心地，於靜中養出端倪」，即是要人們摒除一切雜念，於靜中養出一種模樣、

一個風度、一個氣象，不落凡俗，直超聖域。在熙熙攘攘的紅塵之中，能保持一顆安靜的心，清醒地思考眾人的盲目，理智地把握自己的人生，這就叫「從靜中觀物動，自閑裏看人忙」。少一分貪念，就會少一分心煩，不去計較太多，尤其不能大喜大悲。

中醫有過「喜傷心」之說，這裏的「喜」其實說的是大喜，是過分的高興、興奮。心藏神，正常的喜樂，會使人精神愉快，心氣舒暢。若狂喜極樂，會使心氣弛緩，精神渙散，而產生喜笑不休、心悸、失眠等症。《黃帝內經·靈樞》裏有「喜樂者，神憚散而不藏」「喜則氣緩」之說。也就是說，喜樂過極會損傷心神，還會散氣，嚴重的甚至發瘋，「范進中舉」的故事就是如此。

節氣養生錦囊

睡眠充足心情好：《黃帝內經》中明確指出，夏季養生應「夜臥早起，無厭於日」「使氣得泄」，根據這一季節特點，夏天要晚睡早起，保證足夠的睡眠。睡眠不足，心情也會變得急躁。

經常作息顛倒或長期熬夜的人，通常情緒也不穩定。因為夜間11時至凌晨1時是臟腑氣血回流的時間，此時，血回流到肝臟準備儲存精氣（能量），如果不睡，能量無法貯藏，就會導致肝盛陰虛，陰陽失和。雖然夏天晝長夜短，但還是要保證充足的睡眠，特別是午間小睡一會，就可以避免午後倦怠。

3 立夏野菜香，調口味還防病

《禮記·月令》中這樣解釋立夏：「螻蟈鳴，蚯蚓出，王瓜生，苦菜秀。」立夏到來，土壤裏的螻蟈開始鳴叫了，蚯蚓也出來了，王瓜也開始長出來了。在這樣的季節裏，田野間的野菜也瘋長出來了。田埂邊的魚腥草、車前草、馬齒莧、苣蕒、野茼蒿、佛耳草等，也爭相出土，日日攀長。

在古代，野菜很受人們歡迎。在詩句中，也常常見到野菜的身影。白居易以「終日一蔬食」來描寫自己經常吃野菜；同為唐代詩人的李嶠贊美野菜味是「仙杯還泛菊，寶饌宜調蘭」；陸游也喜歡吃野菜，還寫了「道邊多野菜，小摘助晨烹」這樣的詩句。《影梅庵記》中記載，金陵名妓董小宛善於腌製野菜，黃者如蠟、綠者如翠，味道鮮美，營養豐富。

在夏季的諸多野菜中，先來說說魚腥草。魚腥草又叫折耳根，性味辛寒，入肺、肝經，有清熱解毒、行水消腫、利尿通淋、祛瘀生新之功，為中醫臨床治療肺癰的要藥。《本草綱目》說它能「散熱毒癰腫，瘡痔脫肛」，另外，魚腥草還對肺炎、支氣管炎、瘡癤、帶下、中暑、腸炎等疾病有較好的治療效果，應季時吃一些對身體是很有好處的。

對於那些得了痔瘡的朋友，也不要為此事尷尬。採些

魚腥草，洗淨後擠汁，和著少量白酒服下，再用魚腥草煎湯，薰洗肛門。這樣連續用幾次，痔瘡就會有明顯好轉。

要是頑固性咳嗽，可以用魚腥草燉雪梨輔助治療。取魚腥草100克，雪梨250克，白糖適量。將雪梨和魚腥草洗淨、晾乾，然後將雪梨去核切成小塊。先將切好的魚腥草放入鍋內煮沸，用紗布將藥液過濾、去渣，再將過濾後的藥液重新放入鍋內，同時加入切好的雪梨，用小火將雪梨塊完全煮爛，煮好以後調入白糖食用即可，每天早晚服用。

車前草也是一種常見的野菜。別看車前草其貌不揚，其實大有來頭。在《詩經》中有描寫車前草的詩句：「採採芣苢、薄言採之；採採芣苢、薄言有之。」這裏的「芣苢」就是車前草。採來吃，先用沸水焯一下，再用清水泡幾小時撈出，炒食或做湯或是熬粥都可以。

馬齒莧清熱利濕、散血消腫、涼血止血，立夏時節採點來煮粥，有一定的藥用價值。唐朝孟詵的《食療本草》中就有馬齒莧「煮粥，止痢及疳痢，治腹痛」的記載。

苜蓿能夠防出血，一切出血症候，如鼻血、齦血、吐血、咯血、便血、肛門出血等都可以找它，有胃熱的朋友吃了也很有好處。

茼蒿自古以來就作為藥用，唐代孫思邈《千金・食治》說它可以「安心氣，養脾胃，消痰飲，利腸胃」。鮮茼蒿煮水代茶飲，可以治咳嗽痰濃；鮮茼蒿搗汁衝開水慢飲，可治療高血壓、頭昏腦脹；煩熱頭暈、睡眠不安，則可用鮮茼蒿與菊花腦煎湯飲服。

佛耳草能「大溫肺氣，止寒嗽，散痰氣，解風寒寒熱，亦止泄瀉」，川北旺蒼人在立夏時喜歡將其做成塌餅。佛耳草採回來之後放在太陽下曬一曬，再用沸水一焯，放上糯米粉、麥芽粉，糊好後做成團子，投進油鍋塌扁煎熟，立夏塌餅便做成了。

當然，一些有毒的野菜就不能吃了，比如野芹菜、野胡蘿蔔、野生地、蒼耳、曼陀羅、毛茛、天南星、紅心灰菜、牛舌棵子、石蒜等，都絕對不能食用。採野菜也要注意生長的環境，在城市空地生長的野菜大多被污染，儘量不要採摘，到郊外採是最好的。

節氣養生錦囊

蓮心配甘草——瀉火除煩：準備蓮子心 2 克，生甘草 3 克，一同放到乾淨的杯子中，倒入適量開水沖泡，代茶飲用，每天數次。中醫典籍上有記載，甘草能除大熱，補脾胃不足，大瀉心火。蓮子心和甘草同用，直瀉心火，能除煩躁，確保睡眠安穩。

④ 莫穿緊身衣，莫曬當頭日

立夏之後氣溫逐漸升高，運動量稍微大點就會大量出汗。出汗的時候，大部分汗液來不及蒸發，就會滯留在皮膚表面，還有一部分被貼身內衣吸附。

所以，立夏時節要選擇麻、絲、棉織品等有良好的透

氣性、吸濕性、排濕性、散熱性的內衣面料。忌穿滌綸、化纖等材料製成的內衣，因為此類材料製成的內衣透氣性和吸濕性都相對較差，稍微出汗，內衣就會發黏，熱量不容易散發，產生悶熱、潮濕的內環境。

隨著濕度的增加，局部微生物迅速繁殖，汗液裏的尿素被分解成氨，散發出難聞的汗臭味；維生素產物也會刺激皮膚，容易誘發痱子、皮炎等。

所以，從立夏開始，一定要勤換衣物，而且清洗乾淨之後要放到陽光下晾曬。如今，很多年輕女性喜歡穿緊身牛仔褲，豈不知這樣穿會增加婦科疾病的發生概率。女性的陰道分泌物是一種酸性液體，能讓外陰保持濕潤，有防止細菌侵入、殺滅細菌的作用。

如果褲子穿得太緊，不利於濕氣散發，長時間處在過熱、過濕的環境中，給細菌的繁殖創造了機會，易誘發陰道炎症、瘙癢，甚至誘發泌尿系統感染。所以，內褲一定要選擇寬鬆、舒適、棉質的。

立夏時節室內有必要採取一定的遮陽措施，設法減少或避免部分熱源和光照。可以選擇淺色的窗簾，遮陽的同時確保室內明亮。

條件允許的話，可以調整影響室內通風的家俱。白天室外溫度高，如果太陽光比較強的話，可以從上午9點到下午6點關好門窗，拉上淺色窗簾。

此外，入夏之後居室內要加強消毒。夏季氣溫較高，病菌繁殖得比較快，易誘發痢疾、傷寒、霍亂等腸道傳染病，所以居室內要經常消毒。

外出的時候要塗上防曬霜，戴上遮陽傘，穿好防曬衣，以防皮膚被紫外線曬傷。另外，適當吃些時令果蔬，以補充各種維生素。

節氣養生錦囊

立夏吃蛋能補心：在我國的傳統習俗中，到了立夏這天，孩子們就會聚在一起，摘下脖子上裝在絲袋中的熟雞蛋相互撞擊，這些絲袋是母親用五色彩線編織而成的，把雞蛋裝在裏面，掛在孩子們胸前，意在保佑他們生龍活虎。還有的孩子將手裏的蛋塗成紅色，互相以蛋敲蛋，不破為贏，輸了的要立刻將雞蛋剝開吃掉。

其實，立夏吃雞蛋主要有兩點原因：一是因為此時蛋類食品多；二是立夏吃雞蛋能補心。

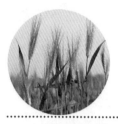

小滿

——「未病先防」好養生，防寒、清熱依體質

《歸田園四時樂春夏二首（其二）》
——歐陽修

野棠梨密啼晚鶯，海石榴紅囀山鳥。

田家此樂知者誰？我獨知之歸不早。

養生細節提醒：

◎小滿時節雨水量增多，降雨後氣溫下降明顯，晚上睡覺的時候要做好保暖，防止感冒著涼。

◎順應夏季陰消陽長的規律，早起晚睡，但是要確保睡眠時間充足，讓精力更加充沛。

◎調整好自己的心情，保持精神安定、心情舒暢，防止情緒劇烈波動而引發高血壓等心腦血管疾病。可以透過下棋、書法、種花等「靜養」的方式來怡養性情。

◎積極參加晨練，可以散步、慢跑、打太極拳等，不宜做過於劇烈的運動，以免大汗淋漓，傷陰傷陽。運動過後，適當喝點溫白開水。

1 小滿，固護陽氣防病邪

小滿的含義是夏熟作物的籽粒開始灌漿飽滿，但還未成熟，只是小滿，還未大滿。古有「大落大滿，小落小滿」之諺語。「落」是下雨的意思，雨水愈豐沛，將來愈是大豐收。此節氣雨水充沛，光照充足，溫度適宜，對小麥灌漿和春播作物生長有利。但有些年份降水少，乾熱風頻繁，對作物生長尤其是對小麥灌漿危害很大，有時大風伴有雷雨。

小滿三候是：「一候苦菜秀；二候靡草死；三候麥秋至。」意思是說，在小滿節氣中，先是可以看到苦菜已經枝葉繁茂，並且可以採食了，接著是喜陰的一些枝條細軟的草類在強烈的陽光下開始枯死，然後麥子就成熟了，可以開始收割了。

中醫認為，疾病的發生關係著正氣和邪氣兩個方面的因素，邪氣是導致疾病發生的重要條件，正氣不足則是疾病發生的內在原因與根據，是外界致病因素在特殊情況下的主導作用。所以，「治未病」要從增強機體正氣、防止病邪入侵這兩方面著手。

小滿是皮膚病的高發期，按未病先防的養生觀，應當格外注意防治風疹。《金匱要略》上有記載：「邪氣中經，則身癢而癮疹。」古代醫家早就對此病有所認識。風疹的發生，可能和鬱肌膚，復感風熱或風寒，與濕相搏，

鬱在肌膚皮毛腠理之間而發病；腸胃積熱，復感風邪，內不得疏泄，補不得透達，鬱於皮毛腠理之間而致；與身體素質有關，吃魚、蝦、蟹等食物過敏導致脾胃不和，蘊濕生熱，鬱於肌膚發為本病。

除了手掌和腳底，風疹可發生在身體的各個部位。風疹通常發病迅速，皮膚上會突然出現大小不等的皮疹，或成塊成片，或呈丘疹樣，此起彼伏，疏密不一，而且隨著皮膚異常瘙癢，症狀會隨著氣候冷熱而減輕或加劇。瞭解發病機制後，就可以有針對性地進行防治。治療上以疏風祛濕、傾瀉血熱為原則。

✽ 固護陽氣，增強體質

小滿時節陽氣不斷上升，但還沒有達到鼎盛時期，此時對陰陽變化的反應會因人而異。比如，冬天陽氣潛藏比較好的人會表現出心中不躁，喜歡吃熱性和溫性的食物；冬天陽氣潛藏不好的人會表現出面紅頭暈、心情煩躁，為陰不制陽、浮陽外越的現象。此時，不宜吃熱性和溫性食物，可以適當吃些平性、涼性的食物。

✽ 睡眠＋運動＝養陽氣

小滿節氣，起居活動也一定要與自然規律相協調。進行多樣的戶外活動，與自然萬物同氣相求。透過運動使自己與自然相融，用運動的陽氣使健康的身體得以充實，能夠提升清氣，使濁水下瀉。

在睡眠方面，應該天亮就起床，天黑就睡覺；不要害

怕天氣炎熱，此時反而應該多做戶外活動，多接觸日照，充實身體，以化肝陽，使人平和；多做運動，是保健以及與夏天相和諧的正確方法。若缺乏運動，夏天沒有得到充足的陽氣，身體就會因為熱量的儲存不夠而怕冷，到了秋天，體內缺乏陽氣，冬天就容易患病。

節氣養生錦囊

小滿時節飲食要清利濕熱：多吃有清利濕熱功效的食物，如黃花菜、薏苡仁、黃瓜、赤小豆、鴨肉等。不要吃肥膩辛辣、性屬溫熱的食物以及油煎燻烤的食物，如辣椒、胡椒、芥末、生薑、生蒜、生蔥等，避免體內邪火旺盛。

2 小滿養生，以「清」為主

每年公曆5月21日左右為小滿，處於太陽黃經60°。小滿時節氣溫明顯升高，如果此時貪涼臥睡，很容易誘發風濕症、溫性皮膚病等。小滿時節的養生注重的就是「未病先防」。即在疾病沒有發生之前做好各種預防工作，進而防止疾病的發生。未病先防的養生仍然強調天人相應的整體觀念。

從中醫的角度來說，任何自然環境息息相關，而且提出人類一定要掌握自然規律，適應自然界變化，保持體內和體外環境的協調，進而防病保健。

小滿時節的特點是「熱」，故以「涼」克之，「燥」以「清」驅之。因此，夏季養生的關鍵在於「清」，所以要做到以下四方面。

❀ 思想宜清靜

盛夏酷暑炎熱，人們容易悶熱不安和困倦煩躁。所以，首先要使自己的思想平靜下來，神清氣和，心靜自然涼。

❀ 飲食宜清淡

炎夏的飲食應以清淡、質軟，易於消化為主，少吃高脂厚味及辛辣上火之物。清淡飲食能清熱、防暑、斂汗、補液，還能增進食慾。多吃新鮮蔬菜瓜果，既可滿足所需營養，又可預防中暑。

主食以稀為宜，如綠豆粥、蓮子粥、荷葉粥等。可適當飲些清涼飲料，如酸梅湯、菊花茶等。但是，冷飲要適度，不可偏嗜寒涼之品，否則會傷陰而損身。另外，適當吃些醋，既能生津開胃，又能抑制、殺滅病菌，預防胃腸道疾病。

❀ 住房宜清涼

早晚室內氣溫低，應將門窗打開，通風換氣。中午，室外氣溫高於室內，必須緊閉門窗，拉好窗簾，或再加上一層薄紗，拒熱於室外。這樣，陰涼的室內環境，會使人心靜神安，午睡、休息就會舒服一些。

❋ 遊樂宜清幽

炎夏不可遠途跋涉，應該就近尋幽。早晨，曙光初照，空氣清新，可到草木繁茂的園林散步鍛鍊，吐故納新。傍晚，當太陽下山之後，可漫步徜徉於江邊、湖畔，那習習的涼風，會使你心靜似水，消除一天的疲勞。

節氣養生錦囊

小滿防病選「三花」：小滿時節，天氣很熱，夏季易患疾病頻頻出現，此時可以由「三花」來解決。

金銀花：性寒味甘，是清熱解毒的聖藥。現代醫學研究證實，金銀花有較強的廣譜抗菌作用，廣泛用於風熱感冒、咽喉疼痛、口糜目赤以及外科皮膚瘡瘍、丹毒等症，在酷暑炎夏，金銀花可清熱、降溫、解暑，並對預防夏季小兒痱毒癤腫等病症有良好作用。

菊花：菊花性微寒，味辛、甘、苦，具有疏風清熱、解毒、清肝明目的功效。現代藥理研究證實，菊花還有明顯的解熱、降血壓作用，可治療感冒頭痛及肝火上擾引起的目赤腫痛，暑日用菊花能解暑，治頭暈眼花、昏厥中暑等症。

薔薇花：性味甘涼，除了可用於治療口腔炎、瘧疾等疾病外，還有清暑和胃的功效，夏天代茶飲能生津止渴，清熱除煩。

❸ 夏天水果種類多，寒熱有別挑著吃

　　夏季是吃水果的大好季節，小滿來臨，各種各樣的水果也都陸續上市了。這個時候天氣逐漸炎熱起來，人們也願意多吃水果，有的人甚至一整天不吃飯，只吃水果。水果雖然美味，可是很多人一不注意就吃出了問題，是因為水果也不能「亂吃」。

　　我們在享受水果帶來的味覺盛筵和豐富的營養之前，必須要考慮某種水果是否適合自己吃。否則，就會適得其反。那麼，衡量的條件是什麼呢？那就是「寒熱」。「寒熱」既包含每個人體質的寒熱，也包括水果性質的寒熱。

　　首先，要分清自己身體的寒熱。怎麼分辨呢？很簡單，只要出現「形寒、肢冷、背涼」，那麼這個人就一定是寒性體質。

　　所謂「形寒」，是指從外表看去，總是比別人穿得厚一些。比如，已經春暖花開即將入夏了，卻把自己裹得嚴嚴實實的，總是一副冷颼颼的樣子；才到深秋季節，這些人就已經開始裹三層外三層地穿衣服了。這些都是「形寒」的表現，是判斷寒性體質很重要的標準之一。

　　所謂「肢冷」，也就是四肢發涼。冬天裏，即使是待在還算暖和的地方，寒性體質的人雙手都是冰涼的，要是跟別人握手，要先搓一搓手。而且雙腳更是整天冰涼，除非晚上泡了腳，不然腳在被窩裏捂到半夜還是涼的，從一

定程度上影響了睡眠。

所謂「背冷」，就是指體質寒涼的人背上總是涼颼颼的。在夏天屋子裏開空調時，這樣的人總是喊冷，外面還會披上一件衣服。

那麼，如何辨別熱性體質呢？熱性體質主要有兩大特徵，歸結起來就是「五心煩熱，潮熱盜汗」。

「五心」，指雙手心、雙腳心，再加上心口。這幾處即使是在寒冷的環境裏，也總是熱烘烘的，大冬天還手足心發熱，甚至出汗，心口燥熱不舒服。

「潮熱」，就是身體像潮水一樣發熱。潮水有什麼樣的特點？來一陣退一陣。身體發熱來了，必須馬上找個涼快的地方，但是這一陣一過，馬上就得多披上一件衣服。

「盜汗」，是指晚上睡著以後，周身流汗。一醒來汗水就馬上停止，但是明顯感覺前額、脖子、背上黏糊糊的，嚴重的時候甚至會浸濕衣服。

以上就是寒熱體質的情況。當然，也有平和體質，既沒有明顯的寒，也沒有明顯的熱，這是比較理想的健康狀態。

介紹完人體質的寒熱，再來介紹一下水果性質的寒熱以及適應人群。

常見的寒涼水果有：西瓜、芒果、香瓜、梨、香蕉、甜瓜、奇異果、荸薺、柚子等。寒涼的水果具有清熱瀉火、解毒的作用，適合熱性體質的人吃。如果體質寒涼的人吃，可能會引起腹瀉、腹脹等問題，特別是胃寒的人。

常見的溫熱水果有：荔枝、桃、龍眼、櫻桃、榴槤、

番石榴、椰子、杏等。這一類溫熱的水果吃了有溫養臟腑的作用，適合體質寒涼的人吃。但是，如果原本體質就熱的人吃這一類溫熱的水果，很可能引起上火，導致長痤瘡、便秘等問題。

還有一類是平性水果，比如蘋果、桑葚、山楂、楊梅、椰子、李子、橄欖、海棠果、無花果等。這類水果既不太寒也不太熱，任何體質的人都可以適當吃一些。

當然，什麼都有一個度，只要是在一定範圍內，都是可以的。體質寒涼的人偶爾吃一點涼性的水果，也未嘗不可。同樣的，體質較熱的人稍稍吃一些熱性水果，也不會出什麼大問題。相反，如果過了度，就會出問題。即使是熱性體質的人，吃了太多寒涼的水果，也可能引起腸胃紊亂。寒涼體質的人吃了過多熱性水果，也可能會導致上火。

夏天吃水果，很多人喜歡吃在冰箱裏凍過的。雖然這樣吃著舒服，卻會刺激腸胃，對身體不好。而且很多水果是不適合凍了之後吃的。荔枝、梨等一般凍一兩個小時就差不多，千萬別留到第二天；西瓜、哈密瓜、桃、杏等，凍過之後卻不一定好吃，沒了原來的香甜，這是因為水果吸收了冰箱的水分。香蕉是不能放冰箱的，不然香蕉皮甚至香蕉肉都會變黑。

不難發現，夏天吃水果有一定講究，知道了這些，運用到生活中，才能夠從水果中吃出健康來。

節氣養生錦囊

多扎馬步胃口好：練習扎馬步，最快改善的就是胃腸

功能，站的時候能感覺到胃部發熱，還能感覺到腸胃蠕動。站一段時間之後，體內的廢氣就會由打嗝、放屁的形式釋放出來，身心清爽。扎馬步的時間不用很長，每天10分鐘左右即可。

④ 夏來臭腳多尷尬，雙管齊下把臭除

很多人有腳臭的毛病，平時一脫鞋，腳上的臭味就會散發出來。炎熱的夏季，情況會更加嚴重，甚至不脫鞋也會散發出較濃的臭味。

夏天的時候，有的人即使穿著鞋子，在離他兩三公尺遠的地方就能聞到一股腳臭味，只能忍受著腳臭帶來的身心上的折磨。也有很多人認為，腳臭是天生的，沒法治，然而事實並非如此，腳臭很可能預示著脾出了問題。

脾主運化，除了運化水穀、供給人體營養外，還運化水濕。水濕，也就是人體內的水液。脾運化水濕，是指脾對水液的吸收、轉輸布散和排泄的作用。主要表現為兩個方面：一是攝入體內的水液，需要透過脾的運化轉輸氣化成為津液，輸布於肺，由心肺布達臟腑器官，發揮滋潤、濡養作用；二是體內多餘的水液，要由脾臟及時輸送到相應的器官，變成汗或者尿液排出體外。

也就是說，我們體內水液的輸布和排泄，脾臟都是起著樞紐性作用。如果脾運化水濕的功能不足，水濕內停，濕性重，朝下走到腳，出臭汗，就會形成「汗臭腳」。

所以，要想解決臭腳的問題，內調脾胃是必不可少的。在日常生活中，就要注意保護脾胃，不損傷到脾胃。飲食上，少喝酒，少吃油膩、辛辣、味甜、寒涼的食物，飲食清淡，多吃豆製品和水果。時常吃一些健脾養胃的食物，比如大棗、山藥、蓮子等，能夠調理脾胃。

白扁豆粥就是一種非常好的調理脾胃的膳食：取白扁豆30克（鮮品60克），大米50克，白糖適量，將白扁豆淘洗晾乾，研為粗末，大米淘洗乾淨，二者一同放入鍋中，加清水適量熬煮，快熟的時候加入白糖調味，再煮一小會兒即可，趁溫熱食用。

白扁豆味甘性平，入脾、胃經，歷來當作健脾的藥物來用。《藥品化義》認為，扁豆味甘平而不甜，氣清香而不竄，性溫和而色微黃，與脾性最合。白扁豆健脾，尤其健脾利濕。李時珍在《本草綱目》中有記載：「硬殼白扁豆，其子充實，白而微黃，其氣腥香，其性溫平，得乎中和，脾之谷也……消暑除濕而解毒也。」夏天吃點白扁豆，不但能夠祛除脾濕，治療腳臭的毛病，還有解暑的作用，真可謂一舉兩得。

另外，赤小豆、薏米、茯苓等都有健脾利濕的作用，而且都是藥食兩用的佳品，平時吃一些，也能夠起到祛除脾濕的作用，對身體大有益處。

在內調脾胃的同時，兼以外治腳臭，效果更好。外治臭腳，足浴就是很好的選擇。用明礬30克、乾薑6片，二者一起放入鍋中，加適量的水煎，取汁泡腳。每天2次，每次浸泡半小時，泡幾天即可見效。

　　方中的明礬具有很好的收澀和燥濕作用，得到諸多醫家的肯定。《本草經疏》裏就說它「性燥急收澀」，《本草綱目》中用它來治病也是「取其酸澀而收也」「取其收而燥濕也」，《長沙藥解》裏也說它「善收濕淫」。明礬不但能夠祛除腳部的濕氣，還能由起於足部的脾經祛除脾濕，同時收澀腳部臭汗，標本兼治，對付汗腳臭。乾薑能夠溫經燥濕，幫助明礬發揮作用。所以，有汗臭腳的朋友不妨試試這個法子，說不定會收到令人驚奇的效果。

　　另外，用白蘿蔔熬水泡腳也可在一定程度上除腳臭。還可將土黴素藥片壓碎成末，抹在腳趾縫裏，半個月作用就會見到成效。

　　所謂「世上無難事，只怕有心人」，汗臭腳並不是沒辦法對付，關鍵是看自己有沒有治療的決心，或者用沒用心治療。只要努力預防，不愁腳臭不除。此外，腳臭的人還要注意襪子材質的選擇，儘量穿透氣性好、能吸汗的襪子，避免濕氣鬱積。

節氣養生錦囊

　　腳氣患者生活注意事項：不要穿過緊、不透氣的鞋襪，當感覺腳部有汗、鞋子潮濕時，要及時更換；洗腳後，要注意擦乾淨腳趾和腳丫，保持腳部的清潔和乾燥；去浴池等公共場所時，不用公用拖鞋、足盆等，以減少交叉感染的機會。

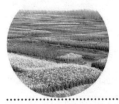

芒種

──防濕熱，強體魄，調好胃腸身體好

《竹枝詞》

──劉禹錫

楊柳青青江水平，聞郎江上唱歌聲。

東邊日出西邊雨，道是無晴還有晴。

養生細節提醒：

◎芒種時節適當曬太陽，但須避開太陽光直射，注意防暑，以順應陽氣之充盛，利於氣血的運行，振奮精神。

◎到了這個節氣，氣候開始炎熱，容易消耗體力，應適當多喝水，以少量、多次、慢飲為原則，可以有效補充體內水分。

◎芒種過後，天氣變得炎熱，人很容易出汗，衣衫要注意勤換洗。

◎為了防止中暑，芒種後要經常洗澡。但是要注意，不能在出汗的時候洗澡，而是要稍微休息一會兒，將汗液擦拭乾淨或者讓汗收了之後，再用溫熱水洗澡。

1 黃梅時節家家雨，飲食起居要防濕

　　《月令七十二候集解》：「五月節，謂有芒之種穀可稼種矣。」每年的 6 月 5 日左右為芒種，太陽到達黃經75°。芒種意指大麥、小麥等有芒作物種子已經成熟，搶收十分急迫。晚穀、黍、稷等夏播作物也正是播種最忙的季節，故又稱「忙種」。春爭日，夏爭時。「爭時」這種說法表明這個時節的收種農忙。

　　此時已經進入典型的夏季，農事種作都以這一時節為界。過了這一節氣，農作物的成活率會越來越低。農諺「芒種忙忙種」說的就是這個道理。

　　芒種三候為：「一候螳螂生；二候鵙始鳴；三候反舌無聲。」也就是說，在這一節氣中，螳螂在上一年深秋產的卵因感受到陰氣初生而破殼生出小螳螂。接著喜陰的伯勞鳥開始在枝頭出現，感陰而鳴。與此相反，能夠學習其他鳥鳴叫的反舌鳥，卻因感應到陰氣的出現而停止了鳴叫。由此可見，在我國傳統的哲學理論中，認為世間萬物都是久盛必衰、衰久必盛的。在天氣最炎熱的時候，卻也正是陰氣初生的時候。

　　芒種時節正值麥子成熟的季節，先人正是由於掌握了梅雨時節的特點，合理利用這一得天獨厚的氣候資源。梅雨會下到小暑之後，如果只是下個七八天就戛然而止，很可能是大旱的徵兆。連綿陰雨的梅雨季節，空氣非常潮

濕，天氣異常悶熱，各種器具、衣物易發霉，因此有些地區也叫「霉雨」。

芒種時節，氣溫上升，空氣濕度增加，體內的汗液不能正常地發散出來，即熱蒸濕動，濕熱彌漫在空氣中，人身之所及，呼吸之所受，都離不開濕熱之氣。因此，暑令濕勝，會讓人感到四肢困倦，萎靡不振。所以，芒種時節一定要注意增強體質，避免季節性疾病與傳染性疾病的發生。

芒種時節，長江中下游地區將進入多雨的黃梅時節，飲食起居養生方面要注意以下幾點。

✳ 日常起居與衛生

夏季注意晚睡早起，適當接受陽光照射，避開太陽直射，注意防暑，進而順應陽氣之充盛，利於氣血運行，振奮精神。夏季晝長夜短，中午小憩有助於消除疲勞，利於健康。芒種過後，午時天熱，人容易出汗，衣衫要勤換洗。芒種時節蚊子多，此時應當注意勤洗澡，防蚊蟲致病。

✳ 養生保健重祛濕

濕度適中，人的精神才會好，空氣濕度過高時，病菌會迅速繁殖，而且在濕熱環境中，人更容易疲倦、萎靡不振。梅雨季節儘量避免長時間待在潮濕的地方；陰雨天注意關好門窗；外出時攜帶雨具防淋浴；合理安排作息時間；待在空調房中注意調節室內外溫差，預防「空調病」

的發生；多吃健脾化濕的食物，如扁豆、薏米、紅豆等。此外，還要加強體育鍛鍊，因為適當運動可以增強體質，促進消化和血液循環。此時關節炎患者要注意除濕，謹防發病。

✲ 清淡飲食生津止渴

芒種時節，人體新陳代謝旺盛，汗易外泄，應適當多吃祛暑益氣、生津止渴的食物，多吃蔬菜、豆類、菠蘿、西瓜等，這些食物富含維生素、蛋白質、脂肪、糖類等，不僅能供給人體必需的營養物質，還能提高機體抗病能力。

適當補充鉀元素，有助於改善體內的鉀、鈉平衡。糧食中的蕎麥、玉米、紅薯、大豆等鉀含量較高；蔬果以香蕉含鉀最高；蔬菜以菠菜、莧菜、香菜、油菜、芹菜、馬鈴薯、山藥、毛豆等鉀元素含量較高。

✲ 多喝水，多午休

芒種時節氣候炎熱，是消耗體力較多的季節，再加上夏季晝長夜短。所以，要使自己保持輕鬆、愉快的狀態，注意補充水分。當身體大量排汗後，不要立即過量飲白開水或糖水，可以適當喝些果汁、糖鹽水等。同時，適當午休也能消除疲勞，利於健康。

節氣養生錦囊

五枝湯沐浴涼血祛濕：取槐枝、桃枝、柳枝、桑枝各

一把，麻葉250克。將這五種藥物用紗布包好，加入清水浸泡半小時。之後將以上混合液倒入鍋中煎煮20分鐘。取煎煮的藥液，倒入浴池的清水中，進行洗浴即可。每天晚上洗2次，效果更佳。

② 濕熱易疲倦，吃些桑葚養脾胃

從芒種節氣開始，天氣日漸炎熱，可以說是徹底邁入了夏季。由於這個時節空氣十分潮濕，天氣非常悶熱，很容易損傷脾胃，所以芒種節氣也是人體培土補脾的最佳時期。

暑為夏季的主氣，為火熱之氣所化，獨發於夏季。中醫認為，暑為陽邪，其性升散，容易耗氣傷津，導致口渴欲飲、唇乾舌燥、大便乾結、尿黃、心煩、悶亂等症。

濕為長夏之主氣。尤其是在我國南方，夏季既炎熱又多雨，空氣中濕度最大，因汗出沾衣，或因涉水淋雨，或因居處潮濕以致感受濕邪而發病者最多。濕邪好傷脾陽，因為脾性喜燥而惡濕。一旦脾陽為濕邪所遏，易致脘腹脹滿、食慾不振、大便稀溏、四肢不溫等症狀。因此，在這個時節，飲食要少油膩，注意保護脾胃，以免使消化功能受到影響。

那麼，最適合在芒種時節吃的食物是什麼呢？那就是桑葚。桑葚，早在兩千多年前就已是皇帝御用的補品。因桑樹特殊的生長環境使桑果具有天然生長和無任何污染的

特點，所以桑葚又被稱為「民間聖果」。中醫學認為，桑葚味甘酸，性微寒，入心、肝、腎經，可治陰血不足而致的頭暈目眩、耳鳴心悸、煩躁失眠、腰膝酸軟、鬚髮早白、消渴口乾、大便乾結等症。

現代研究表明，桑葚中含有豐富的葡萄糖、蔗糖、果糖、胡蘿蔔素、維生素、蘋果酸、琥珀酸、酒石酸及礦物質鈣、磷、鐵、銅、鋅等營養物質。

桑葚是中老年人健體美顏、抗衰老的佳果與良藥，被醫學界譽為「世紀最佳保健果品」。桑葚入胃，能補充胃液的缺乏，促進胃液的消化；入腸能促進腸液分泌，增進胃腸蠕動，因而有補益強壯之功。常食桑葚可以明目，緩解眼睛疲勞乾澀的症狀。

桑葚還有免疫促進作用，可防止人體動脈硬化、骨胳關節硬化，促進新陳代謝。它還能促進血紅細胞的生長，防止白細胞減少，並對治療糖尿病、貧血、高血壓、高血脂症、冠心病、神經衰弱等病症具有輔助功效。此外，桑葚還有改善皮膚的血液供應，營養肌膚，使皮膚白嫩及烏髮透亮等作用，並能延緩衰老。

夏季脾胃濕熱，可以熬一碗桑葚紅棗粥來服食：取枸杞子、桑葚各5克，紅棗5顆，粳米100克。將枸杞子、桑葚、紅棗洗淨，粳米淘洗好浸水備用，將備好的材料一同放入鍋中煮粥，待煮熟後加入冰糖融化即可。

此粥有補肝腎、健脾胃的功效，能消除眼部疲勞，增強體質，適合夏季常食。

節氣養生錦囊

食用桑葚的注意事項：桑葚中含有過敏物質以及透明質酸，過量食用後容易誘發溶血性腸炎，因此小孩不宜多吃桑葚；桑葚內含有較多的胰蛋白酶抑制物——鞣酸，會影響人體對鈣、鐵、鋅等物質的吸收，且性質偏寒，故脾胃虛寒、大便稀溏者不宜食用；桑葚含糖量高，糖尿病患者應忌食；桑葚有黑白兩種，鮮食以紫黑色為補益上品，未成熟的不能吃；桑葚是桑樹的果實，紫紅色的桑葚掉色是正常的，可以接受，但應該是正常的果色，洗幾遍就變淡了，如果洗桑葚的水顏色發黑，那就證明有問題了；成熟的桑葚口感更好，新鮮的桑葚很難保鮮，所以大多數商販習慣儲存一些生的桑葚，待到賣的時候再噴些色素或催熟劑，以便讓桑葚看起來又黑又紫，增加賣相，但是催熟的桑葚口感很差，沒有味道，嚼起來軟綿綿的。其實，區分是催熟還是正常成熟的桑葚很簡單，正常成熟的桑葚即使再黑再紫，梗也不會變紫，一定是綠色的，如果發現桑葚梗為紫色，則可以斷定是經過色素染色的。

❸ 芒種時節艾草香，艾草養生好健康

古時門楣懸艾草，為的是驅趕蚊蟲。芒種時節的習俗大多和端午節混為一體。俗諺說：「未呷端午粽，破裘不敢送。」意思是說，端午節後，才是真正的夏天。

芒種時節到來，很快就是端午節了。民諺說：「清明插柳，端午插艾。」到了端午，家家都灑掃庭除，以艾草、菖蒲插於門楣，懸於堂中。端午插艾，史誌典籍多有記載。李時珍在《本草綱目》中記載：「是日採艾懸於戶上袪毒氣。」另外，也有些地區在端午節薰艾煙、洗艾澡。

端午節這些與艾草相關的習俗，都能起到很好的驅邪防病的效果，因為艾草本來就有很好的藥用價值。用艾草來治病，古已有之。春秋戰國時期的《五十二病方》就有薰艾煙治病的記載，艾葉是《黃帝內經》中提到的為數不多的幾種藥物之一。張仲景的《傷寒論》《金匱要略》中有兩個用艾的名方，即膠艾湯和柏葉湯，至今仍是中醫常用的方劑。李時珍還說：「五月五日雞鳴時，採艾似人形者攬而取之，收而灸病，甚驗。」中醫上還有「醫家用灸百病」的說法，稱艾草為「醫草」。

清代吳儀洛的《本草從新》對艾草的藥用價值說得更為明確：「艾葉苦辛，生溫，熟熱，純陽之性，能回垂絕之陽，通十二經，走三陰，理氣血，逐寒濕，暖子宮……以之灸火，能透諸經而除百病。」因此，艾草可以用來治療月經不調、經痛腹痛、子宮出血、風濕性關節炎、慢性支氣管炎等疾病。民間還有「家有三年艾，郎中不用來」的諺語。下面具體說說艾草常用於治療的疾病。

女性下腹冷痛、月經不調、經行腹痛、帶下等問題，都可以用艾草來解決。比如艾葉粥：取艾葉10克，大米100克，白糖適量。將艾葉擇淨，放入鍋中，加清水適

量，浸泡5～10分鐘後，水煎去渣取汁，然後將大米倒入艾葉汁中煮粥，等到粥快好的時候再加入白糖調味即可，每天1劑。這並不難理解，女性的這些毛病通常都是由於體寒、氣血瘀滯引起。而艾草味辛性溫，能夠通經理氣、散寒止痛，自然就能夠解決這些問題了。

慢性支氣管炎患者，用好艾草也能很好地緩解病情。用鮮艾葉1000克，洗淨切碎，放入4000毫升水中浸泡4～6小時，然後倒入鍋中煎煮，直到鍋中湯汁剩下3000毫升為止。

倒出來過濾，去渣取汁，裝在密封的瓶內儲存。每次倒出40毫升服用，每天3次。艾草能夠理氣，現代醫學還研究，艾草具有平喘、鎮咳、祛痰的作用。那麼，用它來治療慢性支氣管炎也就理所應當了。

有的人常年有腰痛的毛病，每遇陰雨天或腰部感寒後腰痛就會加劇，這樣的情況多是寒濕腰痛，可以用艾葉泡酒來緩解。乾艾葉、炒黃的螃蟹殼各100克，用500毫升白酒浸泡，3天後用酒擦腰部。每天2～3次，連用7～10天。艾葉能夠溫經通絡、祛寒除濕、活血理氣，蟹殼能破瘀消積、活血止痛，酒本身就能活血、溫散止痛。用艾葉、蟹殼泡酒外用，有較佳的舒筋活絡、化瘀止痛、祛寒除濕的功效，對寒濕腰痛有很好的療效。

風寒咳嗽是常見的病症，也可以用艾葉來治療。用法很簡單，用乾艾葉30～50克，放入約1500毫升沸水中煎煮約15分鐘，撈去艾葉，將藥液倒入腳盆，趁熱將雙腳置於盆沿上薰蒸。為避免藥氣一下蒸發掉，可在雙腳上蒙

上一塊稍大於腳盆的布料。等水溫到雙腳能夠忍受時，直接將雙腳置於盆內浸泡。每晚1次，每次15～20分鐘，一般連續3～5次就能治癒咳嗽。

腳底經絡豐富，寒邪侵襲，循經上傳，肺失宣肅，就會引發出咳嗽。艾葉性溫，能溫祛寒邪，使肺氣得宣，所以對付風寒咳嗽十分有效。

慢性鼻炎患者可以用艾條艾灸下關穴（面部耳前方，當顴弓與下頜切跡所形成的凹陷中，張口時隆起，閉口取穴）；取好穴後，用艾條懸灸，每次一刻鐘左右，每天早晚各一次。中醫認為，慢性鼻炎多由外感風寒或風熱，邪毒留滯鼻竅，日久傷肺，肺氣不宣，鼻竅不通而成。下關穴屬足陽明胃經，起於鼻翼旁中，下循鼻外，所以可用於治療鼻部疾患。艾灸下關穴，起到溫通氣道，宣暢鼻腔之功。

當然，在平常也可以用艾草燒煙薰一薰屋子，特別是夏天，能夠起到除濕驅蚊蟲的作用。平常泡個艾草浴，有修護敏感肌膚和受損肌膚的作用，對寒氣重、宮寒的女性尤其有好處，孕婦做艾草浴還可以起到安胎的作用。

看似毫不起眼的艾草，對人體的功效可以說已經超過了許多人的想像。在我們的日常生活中，用好艾草，何愁不養生。

節氣養生錦囊

芒種時節宜吃人參：炎熱的夏季，人體在高溫刺激下，新陳代謝加速，消耗量明顯增加，睡眠減少，食慾下

降，很容易疲勞，體質也會受到影響。人參是抗禦暑邪的佳品，只要不是舌苔白膩、厚膩、黃膩或有熱度的話，可以服參進補，能有效增加抵抗力。尤其是冬季寒冷之時易發作支氣管炎、哮喘等慢性病患者，夏季適當服人參能扶正固本，增強機體抗病能力，預防冬季慢性病的發作。

④ 空調房涼爽，謹防空調病

炎炎夏日，酷暑難當，吹著空調的日子真是妙不可言。但是，在這涼爽愜意的背後，卻暗藏「殺機」。稍不小心，就會染上空調病，出現鼻塞、頭昏、打噴嚏、耳鳴、關節酸痛、腰痛、乏力、記憶力減退、皮膚發緊發乾等症狀。

空調病往往會在兩種情況下出現：

一是適應能力弱或體弱的老人、兒童，在室外高溫汗出的情況下進入溫度低的空調房，頓時冷氣襲來，就會出現與外感風寒類似的狀況，比如頭痛、身痛、鼻塞等症狀。

二是在封閉的空調環境裏待的時間太久，新鮮空氣很少，而且在空調房內汗孔緊閉，體內的濕熱不能由出汗散發，鬱積體內，形成「寒冷外束肌表，濕熱內蘊脾胃之證」，使人感到胸悶心慌、頭昏乏力、肢體酸楚、噁心想吐、胃腹脹滿等，也就是中醫所講的「寒包火」。

不僅如此，空調還會使小環境裏產生大量的冷凝水，

致使這個環境的空氣越來越乾燥，引起眼睛乾澀、嘴唇乾、皮膚發乾等狀況。這些乾燥的空氣被吸入人體之中，呼出的卻是濕潤的氣體，我們的鼻子、氣管也會變得很乾燥。漸漸地，我們整個人都會出現類似脫水的症狀。所以，預防空調病就很有必要了。

具體來說，使用空調必須注意通風，每天定時打開窗戶，使室內保有一定的新鮮空氣；不要長時間滯留在空調室內，時常到戶外活動；空調溫度不能太低，也不要讓通風口的冷氣直接吹在身上；大汗淋漓時最好不要直接吹冷風；及時清洗空調等。

當然，除了上述細節，還應當採取其他一些手段來預防空調病。最簡單的辦法就是喝薑湯，薑湯可以驅散體內的寒氣，幫助身體出汗，有效排毒，能有效防治空調病。

平常喝點藿佩茶，更能很好地預防空調病。用藿香、佩蘭葉、紫蘇葉各5克，陳皮3克，冰糖適量。把這些藥材全部放入熱水瓶中，沖入沸水適量，蓋上蓋子燜10多分鐘，加入冰糖適量調味，頻頻飲用，每天1劑。

方中的藿香為主藥，解表散邪，利濕除風，能散寒濕、暑濕、鬱熱、濕熱。佩蘭具有解暑化濕的功效，紫蘇葉發表散寒，陳皮益氣健脾。所以此方能夠起到預防空調病的效果。

當然，僅僅預防是不夠的。要是一不小心得了空調病，也需要及時治療。要說治療空調病，最簡單的辦法莫過於服用藿香正氣類藥物了。藿香正氣方堪稱中藥中的經典，藿香正氣水為傳統中成藥，過去有丸劑，現在又有軟

膠囊，都可以用。其功能在於解表化濕、理氣和中，能夠調理腸胃，祛除身體內的暑濕。它還能發汗，散發體表的寒氣，從而緩解空調病。

還可用荷藿薏仁粥。取鮮荷葉、薏苡仁各100克，藿香30克（乾品，鮮藿香則用嫩莖葉50克）。先把荷葉和藿香放入鍋中，加水800毫升，先用大火煮沸，然後小火再熬20分鐘，煮到鍋裏的藥湯只剩下500毫升，去渣取汁。再把薏苡仁倒入藥湯中熬粥即可，粥好了以後加白糖調味，早晚各1次。

藿香可以說是防治空調病的「一把手」，在藿佩茶、藿香正氣方中都是以它為主藥；荷葉具有清熱涼血、清暑利濕、升發清陽之功效；薏苡仁也是一味健脾利濕的食藥兩用的材料，還有增強免疫力的功能。三藥合用，是對付空調病的好法子。

空調病雖然不是什麼大病，但是時間一長，對人體造成的影響也是不可忽視的。所以，還需要我們認真對待。

節氣養生錦囊

中醫刮痧對付空調病：從風池穴開始，沿著頸椎，慢慢刮痧直至定喘穴、大椎穴，再到迎香穴、太陽穴上輕輕刮幾下。一般來說，刮一會兒，整個人立刻就會有神清氣爽的感覺，鼻子不再阻塞，頭部也不再昏昏沉沉。連續刮幾天，「空調病」將會得到很大的緩解。

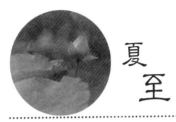

夏至

——固護陽氣，遠離「涼」「濕」，百病不近身

《春夜洛城聞笛》
——李白

誰家玉笛暗飛聲，散入春風滿洛城。

此夜曲中聞折柳，何人不起故園情。

養生細節提醒：

◎夏至時節宜晚睡早起，進而順應自然界陽盛陰衰的變化。

◎安排室外工作的時候，要儘量避開烈日暴曬，加強防護，如打遮陽傘、戴太陽鏡、塗抹防曬霜等。

◎注意空調、電風扇的正確使用，特別是要注意避免讓空調、電風扇直吹頸背部或頭部，使用空調的時候，室內外溫差不宜過大；使用電風扇的時候，風速不宜過大，夜間應用搖頭扇。

◎運動最好選擇在清晨或傍晚天氣比較涼爽的時候進行，場地宜選擇在河湖水邊、公園、庭院等空氣新鮮的地方。運動出汗過多的時候，可適當飲用淡鹽水或綠豆鹽水湯，不要大量飲用白開水。

① 夏季養陽在此時，遠離「涼」和「濕」

夏至，古時又稱「夏節」「夏至節」。從夏至日起，氣溫開始進入最熱的階段。由於夏至後的天氣局部地區對流強，降雨範圍小，所以有「夏雨隔田坎」的說法。

夏至三候為：「一候鹿角解；二候蟬始鳴；三候半夏生。」麋與鹿雖屬同科，但古人認為，鹿的角朝前生，所以屬陽。夏至日陰氣生而陽氣始衰，所以陽性的鹿角便開始脫落。而麋因屬陰，所以在冬至日角才脫落。「蟬始鳴」的蟬，在古代寫作「蜩」。蟬的種類有很多，有良蟬（五彩蟬）、唐蟬（大蟬）、寒蟬（秋天而鳴）、夏蟬（夏天鳴叫）等很多種。夏蟬也叫知了，雄性的知了在夏至後因感陰氣之生便鼓翼而鳴。半夏是一種喜陰的藥草，因在仲夏的沼澤地或水田中出生所以得名，也是一種陰性的植物。由此可見，在炎熱的仲夏，一些喜陰的生物開始出現，而陽性的生物卻開始衰退了。

從中醫的角度上講，夏至人體陽氣最盛。養生應當順應夏季陽盛於外的特點。夏季天氣炎熱，宜從以下幾方面著手。

❋ 謹防酷暑傷陰津

酷暑亢陽最易耗氣傷陰，陰津往往容易隨汗液外泄而耗傷，陽氣也隨之外泄。正如唐代著名醫家王冰所說：

「無陰則陽無以生，全陰則陽氣不極。」陰津耗傷過多，陽氣也不能獨存，也就是所謂的「陰極損陽」。所以，在炎熱的夏季，要注意避開酷暑，不要在大太陽底下過多地停留，氣溫過高的時候儘量待在陰涼的地方，避免暑熱傷身。

❋ 謹避濕邪損陽氣

夏季多雨，空氣中濕度比較大。濕為陰邪，易傷陽氣，尤其是損傷脾胃陽氣。《黃帝內經》裏又指出：「傷於濕者，下先受之。」意為濕邪傷人往往從人體下部開始，這是因為濕邪的形成往往與地的濕氣上蒸有關，所以其傷人也多從下部開始，如常見的腳氣、下肢潰瘍、婦女帶下等。防止濕邪侵襲，在居住環境上要切忌潮濕，居室一定要做到通風、防潮、隔熱。

如果室內過於潮濕，空氣污濁，不僅家俱、衣物發霉、長毛而損壞，還會損傷人體陽氣。

❋ 空調莫常吹，睡覺莫開窗

現在空調幾乎家家都有。很多人白天在公司吹了一整天的空調，晚上睡覺的時候依然吹著空調，這也是不恰當、不健康的做法。

夏天皮膚開泄的情況下，寒邪乘虛而入，有些人就會落枕、面癱，一些老年人甚至會出現腦中風，這都是吹太多空調引起的。所以，如果氣溫不是太高，儘量少使用空調，即使是要用，溫度也不要調得太低。

夏季臨睡之前，很多人喜歡開窗就寢，在涼風徐徐裏進入夢鄉。涼風吹拂身體之時會覺得舒服，也容易睡著。但長時間吹風，會把皮膚吹得冰涼，導致體內水分大量耗損，醒來常常會感到不適，關節酸痛、頭昏腦脹等。《養老壽親書》裏就講：「夏日天暑地熱，若檐下過道，穿隙破窗，皆不可乘涼，以防賊風中人。」所以，夏季的晚上還是要注意避風。

❋ 運動後莫沖涼

還有些男士，自以為身強體壯，運動後立即沖涼，來個「快速冷卻」。殊不知，夏日適當的運動可以將體內部分「寒邪」和「濕毒」排出，但如果用沖涼水澡來降溫，只會讓更多的寒邪進入體內。

所以，夏季運動是有必要的，儘量選擇一些比較舒緩的運動。運動出汗後儘量不要洗冷水澡，熱水洗澡有利於機體排熱、排毒，並且能夠補充陽氣。

❋ 飲食莫貪涼

夏季養陽，還要求我們在飲食上不要過分貪涼。炎熱的夏季，吃冷食是人們最常用的消暑方法，尤其是冰淇淋、冷飲和冰鎮西瓜，因為清涼爽口備受歡迎。

很多人夏天胃口不佳，常捧著一個冰鎮西瓜，用來代替晚餐。可是，夏天本來陽氣就集中在體表，體內卻是空虛的，外熱內寒。這時候，再吃大量寒涼的食物，會進一步損傷脾胃之陽氣，陰盛格陽，導致虛火上炎，引發腸胃

炎症。

節氣養生錦囊

夏季宜穿紅色衣服：炎熱的夏至時節最好穿紅色的衣服，因為紅色可見光的波長最長，能大量吸收日光中的紫外線，保護皮膚，防止皮膚老化甚至癌變。

② 夏季天氣炎熱，靜心養身很重要

夏至相當於一天中的午時，陰在此時出生，一年中的養陰就是從這時開始轉換的。從中醫理論來說，陽氣最旺的時節就是夏至，在夏至養生也要順應夏季陽盛於外的特點，注意對陽氣進行保護，要從「長」字著眼。

此時外界的氣候非常炎熱，養生的時候一定要注意調養精神，由靜心來靜身。《黃帝內經・素問・四氣調神大論》中記載：「使志無怒，使華英成秀，使氣得泄，若所愛在外，此夏氣之應，養長之道也。」意思就是說，人在夏天要愉悅歡暢、神清氣和、精神飽滿、心胸寬闊，就像自然萬物的生長都離不開太陽那樣，要對外界事物保持極大的興趣，使自己有一個樂觀的心態，以利於通泄氣機。反之，如果什麼事都惱怒憂鬱、懈怠厭倦，就會對氣機通泄造成阻礙，對身體不利。調息靜心，心靜自然涼。

四時養生一個非常重要的原則，就是注意季節變化，慎避虛邪。也就是說，人體在適應氣候變化來使生理活動

保持正常，是有一定限度的。例如，如果天氣劇烈變化出現反常氣候的時候，非常容易感邪發病。因此，在此時養護正氣，要避忌外邪。只有使這兩者相輔相成，才可以達到理想的養生目的。

在夏至時節，自然界的陰陽二氣會出現交接與轉折的現象，這時外界環境非常不穩定，人體的氣血以及陰陽的運行都會隨之出現相應的動盪和改變，只要有一點疏忽就會導致氣血紊亂，進而引發疾病。

中醫認為，在夏至之日尤其要注意防範外邪的入侵和防護慢性疾病，也就是「慎避虛邪」。《靈樞‧順氣一日分四時》中有這樣的觀點，夏至和中午是陰陽轉折的時期，這時陽氣會從增強的趨勢轉變成減弱的趨勢，陰氣會從弱勢慢慢地增強。在一年中，夏至這天的中午是陽氣最為旺盛的時候。中醫學認為，人心和每日中午相配，在中午，心病經常會有變化發生，所以要特別注意進行調護。最好在這時結合一天陰陽的消長規律，將養生時間合理地安排好，特別是在中午前後6小時的時間，以使避暑養心的效果達到最佳。

節氣養生錦囊

夏至強心飲食：夏至可以多喝牛奶，多吃豆製品、雞肉、瘦肉等，不但能補充營養，還能強心。除了清淡飲食，平時還要多吃苦味食物，如苦瓜等。因為苦味食物有除燥祛濕、清涼解暑、利尿活血、解除勞乏、消炎退熱、清心明目、促進食慾等作用。但是苦味食物多屬寒涼性

質，體質虛弱者不宜使用，以免加重病情。

3 夏至易發頸椎病，養護得當防病邪

　　頸椎病是一種多發疾病，特別是近些年來，隨著生活節奏的加快，頸椎病已經躋身於常見病的行列，成了各個年齡人群的「公敵」。不管是老年人、中年人還是年輕人，都不同程度地遭受著頸椎病的困擾。

　　研究發現，頸椎病的發病存在著一定的季節性特徵，而夏季正是頸椎病的高發季節。

✳ 是什麼導致了夏季高發頸椎病？

　　第一，睡眠的過程中翻身次數增多，導致落枕。

　　夏天睡覺的時候，人體由於局部溫度過高，很多人甚至一覺醒來已經徹底睡到床的另一邊去了。頻繁翻身，很容易導致落枕，帶來頸椎疼痛。

　　第二，過分貪涼，導致頸椎受涼。

　　夏季氣溫高，人們經常汗流浹背，一回家，就想痛痛快快洗個冷水澡涼快一下，很多單位也早早就打開了空調或用起了電風扇。事實上，一味貪涼，用涼水沖澡或長期使用電風扇、空調，會使毛孔、汗腺急劇收縮，將風、寒、濕閉於體內，極易導致頸椎病的發生。尤其是座位正對空調、風扇，或領口較低、裸露著後頸的人，頸背部的肌肉更易受寒，頸椎病的發病率會更高。

第三，午休不良姿勢傷頸椎。

到了夏季，人很容易疲倦，所以很多人都養成了在午餐後小憩的習慣。可辦公室裏地方侷促，條件有限，許多上班族往往是坐在座位上耷拉著腦袋就睡著了，或是使用趴睡枕趴在桌子上睡。殊不知，這樣睡覺給頸椎造成的傷害非常大。正常人的頸椎是向前彎曲，有一定的生理弧度。正因為有生理弧度的存在，能增加頸椎的彈性，減輕、緩衝重力的震盪，防止對脊髓和腦造成損傷。所以趴著睡覺對頸椎的傷害和伏案工作是一樣的。當頸椎的生理弧度消失時，患者則易出現頭、肩、頸等部位的酸痛。

第四，夜生活豐富，睡眠減少。

夏季晝長夜短，很多人的娛樂生活大大增加，導致睡眠時間大大減少。白天疲勞的頸椎到了夜間仍然沒有足夠的時間進行休息恢復，日積月累就會導致頸椎疼痛。

第五，天氣炎熱，外出減少。

夏季天氣炎熱，很多人喜歡待在室內上網、看電視，相比春秋季戶外活動時間大大減少，所以易引起頸椎疲勞，使頸椎病乘虛而入。

❋ 哪些措施可以預防頸椎病呢？

第一，選擇合適的枕頭。

枕頭的高度以9～10公分較為宜，具體尺寸還要因個人的生理特徵，尤其是頸部生理弧度而定。肩寬體胖者枕頭可略高一些，瘦小的人則可稍低些。預防頸椎病，選擇一個軟硬適中的枕頭非常重要。選擇稍微柔軟些，但又不

失一定硬度的枕頭，一方面可以減少枕頭和頭皮之間的壓強，另一方面又保持了不均勻的壓強，便於血液從壓力較小的地方通過，對預防頸椎病很有好處。

另外，許多人對彈性大的枕頭情有獨鍾，實際上，這也是沒有必要的。枕頭只要稍有彈性即可，彈性過大反易造成頸部肌肉疲勞和損傷。

第二，戒菸限酒。

大家都知道，吸菸的害處很多。如果說吸菸也會引起頸椎病，很多人都會驚訝，以為吸菸只是引起呼吸系統疾病或腫瘤等疾病。其實，吸菸不僅會對頸椎產生影響，甚至也是誘發頸椎病的重要原因之一。菸中的尼古丁等有害物質可導致毛細血管痙攣，造成頸椎血液供應降低，廢物增多，椎間盤中酸鹼度下降，最終使椎間盤代謝退變。在發生退變的過程中，會產生大量炎症介質等物質刺激周圍組織，加重頸椎病人的疼痛等症狀。

酒，尤其是冰凍啤酒，對一些風濕性骨病患者而言，極易加重病情，引起頸椎病，因此夏季預防頸椎病，一定要注意戒菸限酒。

第三，注意保暖。

夏季天氣炎熱，但也要注意保暖。待在有空調的辦公室內，最好在身上披件外套，防止頸部受涼而引發或加重頸椎病。平時脖頸上還可佩戴質地柔軟的絲巾。開空調睡覺時一定要穿睡衣，千萬不能赤膊睡覺。

第四，合理飲食。

夏季預防頸椎病，還要從飲食方面著手。食物宜以清

淡為主，辛辣食物可直接刺激鄰近的肌肉和韌帶，導致椎節內外平衡失調，誘發疼痛等頸椎病症狀。

第五，保持充足的睡眠。

預防頸椎病的發生一定要保持足夠的睡眠，夏季晝長夜短，很容易出現睡眠不足，產生疲憊等症狀，其實這些症狀很容易導致頸椎勞損，從而誘發頸椎病。所以，夏季做好頸椎病預防工作，一定要注意保持足夠的睡眠時間。

第六，注意日常保健。

待在室內時多安排一些就地取材的運動，如仰臥起坐、擦窗戶、遠眺等，充分運動頸部、背部肌肉，保持頸部血液暢通。

節氣養生錦囊

長期伏案工作的上班族，連續工作1小時後要活動頸部，抽出幾分鐘做做「米」字操。方式是以頭為筆，按以下順序反覆書寫「米」字：先寫一橫，頭儘量由左到右畫一橫，頭回到正位；再寫一豎，頭頸儘量向前上方拉伸，自上而下畫一豎線，頭回到正位；頭頸儘量向左上方拉伸成45°角，頭回到正位，同法書寫米字右上點，頭回正位，頭頸儘量向右上方拉伸，向左下方畫一撇，頭頸回到正位；頭儘量向左前上方拉伸，向右下方畫一捺，恢復頭頸正位。動作宜柔和，切忌用力過猛，每日做1～2次，以感覺頭、頸、肩輕快和舒適為度。

4 妙用艾葉，痱子「跑光光」

夏季，人體很容易長痱子，痱子其實就是一種皮膚急性炎症。中醫認為，到了夏季，外界溫度高，濕度大，人體排汗多而不易蒸發，很容易堵塞毛孔，汗液滯留在體內就會產生痱子。

此時，熱盛汗出，很多人開始洗冷水浴，毛孔突然緊閉，導致熱氣滯留在皮膚之間，易生痱子。症狀較輕的話可以擦拭些痱子粉，注意勤洗澡、勤換衣服，很快就能治癒疾病，而且隨著天氣轉涼，幾天之內就會消退，之後可能會留有輕度脫屑症狀。症狀嚴重者要及時就醫，同時配合飲食調理，多喝綠豆湯，吃些西瓜、冬瓜等清暑利濕的食物，都能有效預防痱子的發生。

艾葉在民間醫學上被廣泛利用，作為內服藥和外用藥治療疾病。直到現在，許多民間老人家也會對艾葉比較鍾情，視之為好藥材，看到之後就會將其採回家，曬乾保留，以備後用。

艾葉煎湯外洗治濕瘡疥癬，祛濕止癢。過去小孩子長痱子，家裏的大人就會用艾葉燒水給孩子洗澡。

長痱子後，可以到中藥店買50克乾艾葉，之後準備幾片生薑，一起熬煮大半桶水，等到水溫適中的時候倒入浴缸內泡澡，有解毒止癢、振奮精神、治療痱子等功效。

孟子曾云：「七年之病，求三年之艾。」由此可見，

艾葉的功效之大。非典型肺炎流行的時候，很多人用艾條燃燒的煙薰空氣進行消毒。

此外，還可以用艾葉水煮雞蛋吃，有治療痛經的功效：取艾葉10克，乾薑15克，雞蛋2個，紅糖適量。將艾葉洗淨，乾薑切片，連同雞蛋一同放到鍋裏，倒入適量清水，用文火將雞蛋煮熟，剝殼，之後放到艾葉水裏煮10分鐘，調入紅糖即可。

艾葉不僅能殺蟲，還能增強人體的免疫力，加雞蛋和紅糖能補血活血，扶正祛邪。經常痛經的婦女吃艾葉煮雞蛋，可以暖氣血、溫經脈。

作為家長還需要注意的是，保持室內的通風散熱，以減少寶寶出汗、利於汗液蒸發，可以利用空調、風扇燈設備，來進一步改善室內高溫、濕熱的環境，室溫最好保持在25攝氏度左右，濕度不能超過60%。而且要注意避免讓風直吹寶寶。平時讓孩子吃些營養、清淡、易消化的食物，及時補充水分。孩子的衣著要輕薄、柔軟、寬大些。孩子活動後大量出汗，家長應當立即用柔軟的紙巾或毛巾幫孩子將汗液擦拭乾淨，特別是嬰幼兒頸部、胳膊、腿部關節等容易堆積汗液的地方，更應該多多注意。

節氣養生錦囊

食鹽清痱法：洗澡之後不要立即擦乾水，也不能立即在身上塗抹痱子粉，防止其阻礙肌膚呼吸。首先準備半桶水，加少許食鹽，之後用紗布蘸取鹽水，輕輕拍打長痱子的地方，最後用清水洗乾淨，每天1次，很快就能見效。

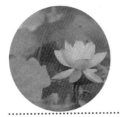

小暑

——冬天病，夏天防

《幸有心期當小暑》

——韓翃

朝辭芳草萬歲街，暮宿春山一泉塢。

青青樹色傍行衣，乳燕流鶯相間飛。

養生細節提醒：

◎消化道疾病容易在此時發生，所以飲食上要注意改變飲食不潔、不節、偏嗜的不良習慣，不宜過食冷飲冷食。

◎老年人、孕婦、慢性疾病患者儘量避免戶外運動、謹防中暑。

◎小暑過後，是「冬病夏治」的大好時節，冬季發作的慢性疾病，如慢性支氣管炎、肺氣腫、支氣管炎、哮喘、風濕痺症等，宜採取穴位敷貼等療法補益人體正氣，進而防病治病。

◎民間有「冬不坐石、夏不坐木」之說。長時間露天放置的木料，如木椅子，經過太陽一曬，就會向外散發潮氣，人長時間坐在上面，容易誘發痔瘡、風濕等疾病。

① 暑熱來襲，當心中暑

每年7月7日或8日，太陽到達黃經105°時為小暑。《月令七十二候集解》：「六月節……暑，熱也，就熱之中分為大小，月初為小，月中為大，今則熱氣猶小也。」此時天氣已熱，但尚未達到極點，所以稱作「小暑」。時至小暑，已是綠樹濃蔭，炎熱之感漸漸襲來，最高氣溫可達37°以上。小暑是全年降水最多的一個節氣，並會出現大暴雨、雷電和冰雹。

小暑三候為：「一候溫風至；二候蟋蟀居宇；三候鷹始鷙。」意思是說，一到小暑節氣，大地上便不再有一絲涼風，而是所有的風中都帶著熱浪。

《詩經・七月》中描述蟋蟀的字句有：「七月在野，八月在宇，九月在戶，十月蟋蟀，入我床下。」文中所說的八月即是夏曆的六月，也就是小暑節氣。由於此時天氣炎熱，所以蟋蟀離開炎熱的田野，到庭院的牆角下乃至床下以避暑熱。

夏天天氣炎熱，連知了都在樹上不停地喊「熱死了、熱死了」。

漢代有名的伏氏家族中有一人叫伏湛，深得成帝劉秀的賞識，皇帝給他加官晉爵為尚書，可天氣太熱，伏湛竟然在加官儀式上中暑身亡。

蘇軾，眾所周知，他曾被流放海南島，後朝廷大赦，

正趕上夏季高溫，蘇軾在返回的途中不幸中暑身亡。

　　鄭成功在收復臺灣後不到一年就去世了，與鄭成功同時代的李光地所撰的《榕村語錄續集》中記載，鄭成功也是中暑而死：「投以涼劑，是晚而殂」。

　　別說以前，就是這幾年夏天，也時常傳出有人因為暑熱而死去的消息。可見，暑熱傷身「真不是蓋的」。就拿這個「暑」字來說，上面一個「日」字，下面還是一個「日」字，「其在天為熱，在地為火……其性為暑」，暑氣是一種極熱之氣，很是傷人。

　　大自然的暑氣，又數「三伏天」最盛，所謂「熱不過三伏」。三伏的「伏」字就是隱伏之意，也就是說在太陽大的時候，要將自己隱伏起來，不能逆天而行。反之，就會被暑氣所傷，也就是陽暑，是中暑的一種（中暑分陰陽，還有陰暑）。小暑一過，進入三伏天，正是非常炎熱的時候，要特別注意。

　　明代著名醫家張景岳對中暑有描述：「陽暑者，乃因暑而受熱者也，……凡以盛暑烈日之時，或長途，或於田野，不辭勞苦，以致熱毒傷陰，而病為頭疼煩躁、肌體大熱、大渴大汗、脈浮氣喘或無氣以動。此以暑月受熱，故名陽暑。」人在炎熱的夏天，如果不避暑熱，人的津液就會化為汗排出體外，就會傷陰，導致中暑。中暑之後，會有頭痛、煩躁、發熱、口渴、出汗之類的症狀。又因為氣依附在津液上，傷陰時也會傷氣，就會出現乏力、懶言等相關症狀。

　　對付陽暑，最簡單、最快捷的方法莫過於刮痧。刮痧

能夠暢通經絡、泄熱排毒、醒神救厥、行氣止痛，用於中暑，效果迅速。發現有中暑症狀，趕快離開高溫環境，喝一些含有鹽分的清涼飲料，在額頭、太陽穴附近塗抹清涼油、風油精，或服用人丹、十滴水等，休息片刻，開始刮痧。

刮痧板可選邊緣光滑的牛角板、嫩竹板等，要是一時間不方便找到這樣的器材，也可以用硬幣、銅錢等代替。

在刮痧板上蘸香油或其他潤滑劑，刮擦胸、背、頸項、腿窩、肘窩等處。由輕到重、自上而下、順肌肉紋理朝一個方向緩緩刮擦皮膚表皮，直到出現紅色斑點或斑塊為止。

另外，還可以選擇內服藥物。《千金方》中記載的「生脈散」，也是夏季防治中暑的良藥。取人參、麥冬各9克，五味子6克，用適量的水煎服。

本方原本就是治暑熱的方劑，方中人參甘溫，益元氣，補肺氣，生津液。麥門冬甘寒養陰清熱，潤肺生津。人參、麥冬合用，益氣養陰。五味子酸溫，斂肺止汗，生津止渴。三藥合用，一補一潤一斂，益氣養陰，生津止渴，斂陰止汗，使氣復津生，汗止陰存。這樣一來，正對中暑症候。

節氣養生錦囊

解暑食物大盤點：注意補水，喝水養陰，也可以預防中暑。一些清涼的瓜果蔬菜更是夏季預防中暑的好選擇，苦瓜、絲瓜、番茄、黃瓜、茄子、芹菜、生菜、蘆筍、豆

瓣菜等都可以預防。「瓜中之王」西瓜是夏季的應季水果，甘甜多汁，清爽解渴，有清熱消煩、止渴解暑的功效。蘋果補心養氣、生津止渴、健脾胃，桃子和香蕉也是不錯的防暑水果。

2 小暑黃鱔賽人參，常食滋補又強身

民間素有「夏令之補，黃鱔為首」「小暑黃鱔賽人參」的諺語。夏天正是吃黃鱔進行溫補的好時候。黃鱔又名鱔魚，小暑時節，黃鱔體壯而肥，肉嫩鮮美，營養豐富，滋補作用最強，故民間有「小暑黃鱔賽人參」之說。

其實，「小暑黃鱔賽人參」還有另一層意思，這與中醫學「春夏養陽」的養生思想是一致的，蘊含著「冬病夏治」之意。暑天濕氣較重，對寒性、虛性、濕性的人尤為不利。

中醫理論認為，夏季往往是慢性支氣管炎、支氣管哮喘、風濕性關節炎等疾病的緩解期。此時若內服具有溫補作用的黃鱔，可以達到調節臟腑、改善不良體質的目的，到冬季就能最大限度地減少或避免上述疾病的發生。因此，慢性支氣管炎、支氣管哮喘、風濕性關節炎、陽痿、早泄等腎陽虛者，在小暑時節吃黃鱔進補，可達到事半功倍的補益效果。

關於鱔魚有很多傳說，最有名的莫過於「大力丸」的傳說。相傳，本來世界上是沒有大力士的，後來一些人得

到了神的指示，說吃鱔魚可以力大無窮，所以這些人就經常以鱔魚為食，慢慢地變成了大力士。要說吃黃鱔就能變成大力士，肯定是言過其實，太過誇張了，但如果換個說法，說鱔魚能滋養身體，則是實實在在的，一點也不為過。古代醫書《本經逢原》上還真有「大力丸」的配方，其中一味主藥便是鱔魚。

黃鱔味甘性溫，屬於補性食物，有補虛損、除風濕、強筋骨的作用。現代醫學研究發現，黃鱔含有豐富的DHA和卵磷脂，這兩種物質都是腦細胞不可缺少的營養物質，美國研究人員還發現，經常攝取卵磷脂，記憶力可以提高20%。可見，常吃黃鱔，還能起到補腦、增強記憶力的作用。其豐富的維生素A含量，也讓其享有「補眼藥」的美稱。黃鱔還可以作為治療糖尿病的輔助食物，對糖尿病有較好的輔助治療作用。

從鱔魚中可以提取分離出黃鱔魚素A和黃鱔魚素B，兩者共同作用，可起到雙向調節血糖的作用。也就是說，對高血糖患者而言，黃鱔魚素可以起到降低血糖的作用，而在血糖低於正常值時，黃鱔魚素又可以起到升高血糖的效果，防止低血糖的發生。

因此，糖尿病患者，特別是血糖波動較大的糖尿病患者，堅持每天食用100～150克鱔魚，對血糖的穩定將大有裨益。黃鱔還有增強性慾的作用，是陽痿等性功能障礙患者的食療佳品。

黃鱔只有一根主刺，骨少肉多，煎炸蒸煮都可以，最常見的就是紅燒和燉湯。燉湯更能發揮食療的效果，操作

簡單，因此是最常用的食法。取兩三條黃鱔，將內臟去掉，切段，加些豬瘦肉和大棗，燉半個小時即可，補氣養血的效果很好，對體倦乏力、少氣、頭暈、眼花都有很好的滋補作用。

食用黃鱔時，如果能搭配相應的菜，滋補養生的效果更好：與胡蘿蔔一起吃，可以明目；加入白菜幫或山藥燉，可調節血糖；與冬瓜一起燉，有緩解風濕關節病之效；與豬蹄、牛蹄筋一起燉著吃，強筋骨的效果更突出；與豬肉一塊煮，吃了能補氣；加一些當歸燉，則有補血的效果。

黃鱔雖好，但並非人人皆宜。因為黃鱔屬於溫補類食物，所以高血壓、中風後遺症、甲狀腺功能亢進症、活動性肺結核、支氣管擴張、感冒發熱、急性鼻炎、急性支氣管炎、急性扁桃體炎等急性炎症患者均不宜食用。那些平時就愛上火的朋友，對黃鱔也要敬而遠之，以防火上澆油。

節氣養生錦囊

當心「毒」黃鱔：黃鱔最好是現殺現烹，千萬不可吃死黃鱔，而且一定要做熟了才能食用。因為黃鱔血清中可能含有一些不耐熱毒素，而且還可能存在寄生蟲，只有熟透了吃才安全。

黃鱔蛋白質構造中含有大量組氨酸，黃鱔死亡後蛋白質結構會迅速崩解，細菌乘虛而入，組氨酸很快就會轉化為一種有毒物質——組胺，人吃了之後會中毒，輕則頭暈、頭痛、心慌、胸悶，重則誘發低血壓等。

③ 謹防情緒中暑，笑口常開安度夏

眾所周知，在天氣炎熱的時候身體很容易中暑。那什麼又是情緒中暑呢？當氣溫超過35攝氏度、日照超過12小時、濕度高於80%時，氣象條件對人體下丘腦的情緒調節中樞的影響就會明顯增強，人容易情緒失控，頻繁發生摩擦或爭執的現象，叫情緒中暑，又叫夏季情感障礙綜合徵。

據有關統計數據顯示，16%的正常人會因高溫而亂發脾氣，大約有10%的人會出現情緒、心境和行為異常。精神病學家的研究也發現，氣溫高的時候，精神病人就會出現無法入睡、躁動不安、叫罵、摔東西和自虐等情況，而且要比平常要嚴重許多。

「情緒中暑」的四大表現：情緒煩躁，動輒發火；內心燥熱，思維紊亂，不能安下心來思考問題，容易健忘；情緒低落，對什麼都不感興趣；行為異常，如反覆洗澡、洗臉、洗手。要是有了這樣一些表現，那就是情緒中暑。

炎熱的夏季，身體中暑大家都不陌生，可是怎麼又會情緒中暑呢？

中醫認為，心主神明，所謂「神明」，指人的精神、思維及意識等。換句話說，人的情緒活動都是由心主管的。當心氣平和之時，人的情緒才會安寧，思維活動才會正常；反之，就會出現心浮氣躁、思維混亂的狀況。

　　夏季屬火，內應於心，心屬火。也就是說，夏天氣本來就旺盛。這個時候，如果外界氣溫太高，「天人相應」，就會助長心氣，心氣過盛就會擾動心神，出現火氣大、思維混亂這樣一些狀況，就是很常見的事情了。此時可以適量服用西洋參。西洋參的服用方法很簡單，一般藥房都有西洋參切片，去買一點來，每次取2～3克，當茶泡著喝，或者煮粥，都是可以的。還可以取西洋參10克，蜂蜜、冰糖適量，先將西洋參加水，用文火燉煮，直到飄出參味，倒在碗裏等參湯涼了之後，再加蜂蜜和冰糖調服。不一定非要一次吃完，也可以放在冰箱隨時服用。

　　西洋參的藥性與人參有相似之處，但是人參側重提氣助火，西洋參更能滋陰降火。古代醫書中有記載：「西洋參性涼而補，凡欲用人參而不受人參之溫者皆可用之。」補而不燥就是西洋參最特別之處，在暑熱季節可以起到很好的「清火」作用，用它來「清補去火」再好不過了。西洋參可平緩情緒、增強記憶、安神助眠。用西洋參的同時配合按摩神門穴（腕橫紋小指對著的地方）十幾分鐘，有助於安定心神，緩解「情緒中暑」帶來的諸多問題。

　　睡午覺也是平穩心緒的方法之一。夏季白天時間長，人們晚上入睡也較其他季節更晚。所謂「長夏一夜，不敵殘冬半夜」，睡覺不足，第二天難免神情恍惚、精力不支。而且夏天的時候人們多愛出汗，耗散心陽。中午小睡便可補充心氣，心氣充沛則情緒安寧。

　　日常生活中，我們還要懂得調節自己的情緒，做到靜心、安神、戒躁、息怒。所謂「心靜自然涼」不是沒有道

理的。正如《攝生消息論》中所言：「宜調息靜心，常如冰雪在心，炎熱亦於吾心少減，不可以熱為熱，更生熱矣。」只有這樣，才能真正體會到養生的真諦。

節氣養生錦囊

情緒中暑的飲食調節：調整飲食，清淡為主。多吃清火的食物、多喝清火飲料，如新鮮蔬菜、水果、綠茶等，避免吃過涼的食物。飲食要清淡，儘量減少進食油膩食品，少吃辛辣食物，多吃一些西瓜、黃瓜、絲瓜、冬瓜、苦瓜、番茄等。這些食物不僅能防暑，還能增進食慾，有助於減少情緒煩躁。

④ 小暑炎熱，少動多靜常護心肝

小暑正值初伏前後，此時已是綠樹成蔭，局部地區氣溫高達30攝氏度。小暑時節，暴雨經常會在大部分地區降臨。

由於天氣炎熱，很多人都會在這個時候感到疲倦乏力、心煩不安，很容易情緒失調。從養生的角度來說，此時需要心平氣和，多靜少動，注重自我修養，固護陽氣，讓心臟保持活力。

《靈樞·百病始生》中指出：「喜怒不節則傷臟。」這是因為人體的情志活動與內臟有密切關係，有一定的規律。不同的情志刺激可傷及不同的臟腑，產生不同的病理

變化。

情志方面，怒為肝之志，小暑期間養生要注意節怒，防止肝臟受到損傷。肝臟承擔著人體的各種代謝、解毒及免疫功能，太過炎熱的天氣會對肝內血流、能源造成影響，最終損害肝組織。再加上夏季晝長夜短，很多年輕人的夜生活豐富，經常熬夜，導致睡眠不足，會使肝臟血流相對不足，影響肝細胞的營養滋潤。

有的肝細胞受損之後會很難修復，甚至會繼續惡化。此外，飲食不節也會加重肝臟負擔。夏季食物容易腐敗變質，導致細菌、病毒滋生，如果吃了不衛生的東西，很容易刺激腸道，出現上吐下瀉的症狀，增加肝臟負擔。如果肝功能不好，還會引發菌毒血症或病毒血症。

夏季排汗量大，肝病患者應注意適量補水，以促進血液循環和肝臟代謝。但是，補水也不宜過多，否則可能加重浮腫症狀。太過冰涼的東西儘量少碰，如果多吃冷飲、冰西瓜，易引發胃炎，進而導致肝病復發。

「小暑過，每日熱三分」，每年小暑以後，天氣愈發炎熱。民間有「小暑大暑，上蒸下煮」的說法。大量出汗會導致體內水和電解質丟失，並消耗大量的生命能源。肝臟是人體的「生命塔」，人體的各種代謝和解毒、免疫功能都靠肝臟承擔。酷暑天氣自然影響肝內血流、能源，最後損傷肝組織。

到了夏季，很多人喜歡喝冰啤酒，殊不知這樣會對胃產生刺激，而且酒精會加重肝臟負擔。此外，肝功能異常的人耐受能力比正常人低，應避免暴曬和長時間在高溫環

境下工作，否則很容易中暑。

　　肝病患者的飲食宜清淡易消化，避免過食油膩使肝臟負擔加重，注意適當補充蛋白質、維生素、礦物質和纖維素。新鮮的水果、蔬菜、魚、肉、蛋、牛奶都可以吃，但要適量，不要暴食暴飲。日常應注意休息，以免因過度勞累讓肝臟出現缺血、缺氧的情況，導致本已受損的肝細胞壞死。此外，還可以由藥物來幫助修復肝細胞，中藥製劑的葵花護肝片，對修復受損的肝細胞、阻斷肝細胞纖維化有一定作用。

　　所以，沒有肝病史的朋友也要做到飲食清淡，少吃熱性水果，如桂圓等；多吃涼性水果，如西瓜、蘋果、梨等。還要多吃瘦肉，少吃動物脂肪，不要吃肥肉，腌製食物也要忌口。

節氣養生錦囊

　　夏季宜喝熱茶：喝冷飲只能起到暫時解暑的作用，無法長久地起到解熱、解渴的作用，而喝熱茶對解渴非常有效。喝熱茶可以刺激毛細血管，使其舒張，進而會使體溫明顯降低，是一個簡單、易行的絕妙良方。

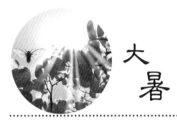

大暑

——平心氣，防中暑

《楓橋夜泊》

——張繼

月落烏啼霜滿天，江楓漁火對愁眠。
姑蘇城外寒山寺，夜半鐘聲到客船。

養生細節提醒：

◎如果出現全身乏力、頭暈、噁心、心慌、胸悶、口渴、大量出汗、注意力不集中、四肢麻木等症狀，則很可能已經中暑了。此時應當找個陰涼通風之處坐下來休息，適當喝些淡鹽開水或綠豆湯、西瓜汁、酸梅湯等。

◎防中暑降溫的藥品，如藿香正氣水、人丹、風油精等，應當常備在身邊，以作應急之用。

◎及時補充水分，不要等到口渴再喝水，因為感到口渴說明已經嚴重缺水了。

◎外出的時候要儘量穿棉、麻、絲質的衣服，有助於散熱。

1 大暑熱似火，暑氣逼人多補水

　　大暑長晝酷暑，是一年中最熱的節氣，比小暑還熱，因而稱之為大暑。此時正值二伏前後，長江流域的許多地方，甚至出現40攝氏度以上的高溫天氣。在這酷熱難耐的季節，防暑降溫工作不容忽視。這個節氣雨水多，諺語說「小暑、大暑，淹死老鼠」。

　　大暑三候為：「一候腐草為螢；二候土潤溽暑；三候大雨時行。」

　　生物界中，螢火蟲有兩千多種，分水生與陸生兩種，陸生的螢火蟲產卵於枯草上，大暑時，螢火蟲孵化而出，所以古人認為螢火蟲是腐草變成的。《紅樓夢》中最短的一個謎面便是「花」，答案為「螢」，即取其「草化為螢」之意。

　　第二候是說天氣開始變得悶熱，土地也很潮濕。

　　第三候是說時常有大的雷雨出現，大雨使暑濕減弱，天氣開始向立秋過渡。

　　夏季養生，補水是重中之重。人體總重中，水占70%，人體新陳代謝的過程也離不開水，水還是體液和細胞的重要組成部分，對人體體溫的調節起著重要作用。從人體消耗水分的角度來看，夏季人體的排汗量、蒸發量都非常大，因此養生的過程中，補水是非常重要的環節。

　　傳統的養生方法中，飲用冷開水是非常值得提倡的，

實驗也證實，把冷開水與普通水相比，氯氣含量減少了1/2，水的黏滯度、密度、表面張力、導電率等理化特性也都發生了改變，如同生物活性細胞裏的水，很容易透過細胞而具有奇妙的生物活性。

經驗證明，每天早晨喝一杯新鮮的涼開水，幾年之後就會有神奇的益壽功效。日本的醫學專家曾經針對460名65歲以上老年人進行調查，發現五年裏每天早晨堅持喝一杯涼開水的人中，82%的人精神飽滿，牙齒不鬆動，面色紅潤，每天都能走10公里路程，而且這些人沒生過大病。可見，水對人體的所有器官都很重要。

大暑氣候炎熱，酷暑多雨，暑濕之氣很容易乘虛而入，暑氣逼人，心氣容易虧耗，特別是老人、兒童、體虛氣弱者在此時會更加難過，容易出現中暑、疰夏。如果感到自己明顯出現乏力、頭昏、心悸、胸悶、注意力不集中、大量出汗、四肢麻木、口渴、噁心等症狀，多屬於中暑先兆。一旦出現上述症狀，要立即將患者移至通風處休息，給患者喝些淡鹽水或綠豆湯、西瓜湯、酸梅湯等解暑降溫。這就說明了水的降溫解暑作用。

節氣養生錦囊

喝水不喝甜和涼： 各種甜飲料高糖、高能量，營養素也比較單調，並不推薦大量飲用，更不能用來代替白開水。喝涼水會使胃腸黏膜突然遇冷，從而使原來開放的毛細血管收縮，引起胃腸不適甚至腹瀉。而過燙的水進入食管，易破壞食管黏膜，誘發食管癌。

2 夏季三伏灸，選對穴位驅寒邪

　　一年中，陽氣最盛的節氣要數大暑。大暑時節天氣非常炎熱，會讓人感到不適，但有一個好處，此時是實施冬病夏治或寒病熱治的「三伏灸」的最佳時節。清朝初期的張璐著的《張氏醫通》一書中就有在夏日「三伏」中，採用白芥子塗法來防止哮喘復發的相關記載。在我國傳統醫學中，三伏灸是最有特色的伏天保健療法，和現代的預防醫學有異曲同工之妙。

　　三伏灸就是藉助三伏天的炎熱氣候，再敷以辛溫、逐痰、走竄以及通經平喘的藥物，來使藥物的效能得到提高，以溫陽利氣，將內伏寒邪驅散，促進肺氣的正常升降，以溫補脾腎，使機體的抗病能力增強，對這些疾病的發生得到預防作用。

　　到目前為止，哮喘、過敏性鼻炎仍然是很難醫治的疾病，病程短的幾年，長的可達幾十年，而且會反覆發作，在正氣虛的時候容易誘發，中醫的觀點是：「邪之所湊，其氣必虛。」所以，患者一定要耐心治療。從各地的天灸經驗可知，貼藥治療的年限越長，次數越多，療效就會越好，所以三伏天貼藥一定要堅持進行。

　　三伏灸的主要方法是將藥物貼敷在人體穴位上，由於貼敷的藥物很多都有刺激性，所以一般選擇在背部穴位進行貼敷。但是，根據不同的人和不同的疾病，選擇的穴

位、藥物也會有所不同，用中醫的話說就是「辨證」選穴、選藥。

三伏灸的具體操作方法：

藉助一年中陽氣最旺盛的三伏天，以所要預防的疾病為根據，在對應的穴位上貼中藥，起到灸治的療效。三伏灸對時間的規定是非常嚴格的，也就是初伏、中伏和末伏。「三伏」就是三個農曆節日，古醫書上記載，伏日是庚，庚屬金，和肺相配，我國傳統醫學認為，寒來暑往，時序變遷，和人體的關係是非常密切的。

《內經》指出，「春夏養陽」對冬天疾病的發生有預防作用，過敏性鼻炎、哮喘以及身體虛弱容易感冒都屬於肺經範圍的疾病。

以慢性支氣管炎為例，可以選擇內服外用並舉的方法：內服溫腎壯陽的左歸丸或者金匱腎氣丸等，每日服用2次，每次服1丸即可，連服1個月。

外敷藥可以選擇白芥子18克、甘遂8克、細辛10克、元胡13克，將四味藥同研成細末，用薑汁調糊，然後分成6份，每次取一份放在直徑為5公分左右的塑料薄膜或油紙上，貼在後背的心俞、肺俞、膈俞穴上或者貼在兩側的百勞、肺俞、膏肓穴上，以膠布固定住。通常要貼4～6小時，如果感覺灼痛，可以提前取下，如果局部微癢或者感覺溫熱舒適可以多貼幾小時。

但是要注意，每個伏天都貼一次，每年貼3次，連續貼3年。這種內、外結合的方法可以使症狀有所緩解。

節氣養生錦囊

適當補充蛋白質：大暑時節，人體新陳代謝會增快，消耗的能量大，所以要酌量增加蛋白質的供應量，每天應攝入100～120克。可以從豆製品中獲得植物蛋白，從乳製品中獲得動物蛋白，或者適當吃點鴨肉、雞肉、瘦豬肉、鴿肉等肉類，以獲得動物蛋白。

③ 汗為心之液，夏季多汗要警惕

出汗是人與生俱來的生物特性，是很自然的一件事。比如林語堂的《大暑養生》開頭一句就講：「出汗為人權之一，人不出汗，有傷天賦。」把「天賦人權」這個政治術語和風馬牛不相及的「出汗」連在一起，真是令人忍俊不禁。

文學作品中寫汗的，林語堂並不是唯一，魯迅先生的《文學與出汗》中就有：「譬如出汗罷，我想，似乎於古有之，於今也有，將來一定暫時也還，該可以算得較為『永久不變的人性』了。然而『弱不禁風』的小姐出的是香汗，『蠢笨如牛』的工人出的是臭汗。不知道倘要做長留世上的文字，要充長留世上的文學家，是描寫香汗好呢，還是描寫臭汗好？」以出汗論人性，真是好不精闢！

天氣熱的時候會出汗，鍛鍊累了會出汗，有時候被嚇著了還會「嚇出一身冷汗」。出汗可以有效調節人的體

溫，同時排泄體內毒素和廢物。夏天，有的人幾乎每天都待在空調屋裏，雖然沒有出汗，但卻憋得慌。

也有的人習慣於回到家中，先不開空調，煮一壺熱茶喝下去，大汗淋漓，過一會兒再去洗個澡，好不痛快。可見，出汗是必需的。

但是，流汗不能多，流多了會傷身體，尤其會傷心。中醫講，「五臟化液，心為汗」，還有「驚而奪精，汗出於心」的說法。汗液是人體內的津液在陽氣的蒸騰汽化作用下，從汗孔排出體外的液體。所謂「汗血同源」，一方面，血乃津液所化生，赤為血，血液通過心臟的搏動輸送至全身，循經脈營血而周流，濡潤筋脈、溫煦肌膚；另一方面，隨衛氣、腠理而散發為汗。所以，中醫上還有「在營為血，在衛為汗」的說法。血與津液的生成都來源於人體攝入的營養物質，二者能夠在血脈內外相互滲透、互相補充。

心主一身血脈，「心之所藏，在內者為血，發於外者為汗，汗者心之液也」。汗流多了，實際上是損傷津液，津液損傷，血的化生就會受到影響，進而影響到主血的心臟，耗散心氣，造成心血虛，出現心悸氣短、神疲乏力等症，也就是「奪血者無汗，奪汗者無血」。同時，流汗過多還能使陽氣隨汗而泄，造成心氣虛。

因此，不管是鍛鍊還是氣溫的原因，都要避免出汗過多。尤其是炎熱的夏天，本就排汗量比較大，此時應適當吃些酸味食物，比如番茄、檸檬、烏梅、葡萄、山楂、鳳梨、奇異果等。

　　中醫裏講，酸主收澀，還有滋陰的作用。適當吃一些酸味的食物，能夠起到收澀固汗的作用，同時還能滋陰、生津止渴、健胃消食。在菜餚中加點醋，醋酸還可殺菌消毒防止胃腸道疾病發生。

　　平日裏，如果有不正常的莫名其妙地出汗，中醫稱之為「汗證」，可以分為自汗和盜汗，那就要提高警惕，及時就診。

　　自汗，是指在白天莫名其妙地出汗，一運動就會出更多的汗。汗為心之液，屬陰，「陰中無陽則陰無所主，而汗液隨衛氣外泄」，如人體的正氣不足，陽氣不固，無法固護體表，津液失去約束就會外泄。

　　盜汗，是人在睡覺的時候不知不覺地出汗，一醒來汗就停止的一種狀況。這種情況多是陰虛，無法制約體內之陽而生內熱，人入睡時衛陽由表入裏，肌表不固，內熱就會蒸騰津液外泄而導致出汗，人醒來，衛陽迅速跑到體表，汗就會停止。

　　雖然二者在病因上有所不同，但是時間一長，都會傷及心。所以，一旦出現問題就要儘早解決。當然，病因不一樣，治療的方法自然也是不一樣的。

　　陽虛自汗，用玉屏風散來治療。防風15克，黃耆、白朮各30克。將這三種藥材放在一起研為細末，每次取6～9克，用大棗湯送服，每天2次。當然，也可在市面上買中成藥玉屏風口服液、玉屏風丸、玉屏風散都可以。方中黃耆實衛，得防風則使邪去而外無所擾，得白朮以補中固裏，使脾健內有所據守。這也就是所謂的「發在耆防收

在術」，內外兼顧，是固表止汗的良方。服用以後，補氣固表，不讓汗水自己往外淌。

盜汗患者，可以用浮小麥來治療。先把浮小麥炒焦，研為細末，每次取6克，用米湯調服。浮小麥就是泡在水中乾癟輕浮的小麥，具有補心斂汗的功效。或者取適量的五倍子研末，裝在瓶中備用，每天睡覺之前，取適量的五倍子粉末用醋調勻敷在肚臍眼上，用膠布固定之後，第二天早晨洗乾淨，直到痊癒。

節氣養生錦囊

出汗後別沖涼：人體充分運動後會大汗淋漓，全身的毛孔都打開了，以利於身體散熱。如果遭遇過冷的刺激，體表已經開放的毛孔就會突然關閉，造成身體內臟器官功能紊亂，大腦體溫調節失常，導致生病，通常會發生「熱傷風」，也就是夏季感冒，甚至還會導致更嚴重的疾病。正確的方法是等身上的汗液乾了之後，再用溫水沖澡，水溫宜高於體溫1～2攝氏度。

4 大暑莫貪涼，女孩大暑防宮寒

大暑季節炎熱，但是女孩子們都很開心，因為她們終於可以穿短裙短褲，露臍露背露肩膀了，曼妙的身姿一覽無餘。年輕的女性可能覺得這沒什麼，只是認為自己時尚新潮。但是稍微有些養生經驗的女性就會明白，大暑看著

熱，但也不能過於清涼，否則會疾病叢生。

對於女性來說，如果出現痛經、黃褐斑、性冷淡、月經延期、閉經、腰膝酸冷、四肢不溫等症狀的時候，更要引起注意。

如果每次月經到來時經血顏色黯黑、白帶色白清稀，而且有腥味，臉上也會黯黑或者蒼白無華，舌色黯淡，如果出現這些情況，基本可以斷定是宮寒。那麼，應該如何解決宮寒的問題呢？

首先就是少食生冷，遇到陰冷的天氣先喝一杯紅糖薑茶化解寒氣。紅糖薑茶的沖泡方法非常簡單，直接將少許紅糖和一片生薑放到乾淨的杯子中，倒入適量開水沖泡即可。

其次，無論是穿吊帶還是穿短裙，必須準備外套或披肩遮蓋住肌膚裸露的地方，比如肩頸、腰腿、膝蓋甚至腳，都是不能著涼的。怕冷的女性，絲襪也是防寒的工具，最好選擇連體絲襪，這樣從腳到腰都能護到。在空調房待久了還應出去走走，有助於發散體內的寒氣。

有的女性熱衷於減肥瘦身，為了追求骨感美，想要由節食、減肥藥來達到快速瘦身的目的，這些做法雖然可以在短時間內達到預想中的效果，但代價也是慘重的：導致自身免疫力下降，進而使得寒邪乘虛而入，無形之中對子宮造成了傷害。

其實減肥的最佳方法就是——控制飲食、合理鍛鍊，這種減肥方法不僅有效，而且能提高機體抵抗力，防止各種疾病趁機侵襲。

　　還有一種方法可以有效改善供血，每天晚飯後半小時光著腳在鵝卵石上走一走，這樣不僅能刺激腳底經絡和穴位、疏通經脈，還可以改善血液循環、祛除寒氣，讓全身都變得溫暖起來。

節氣養生錦囊

　　紅花暖宮蛋：取雞蛋1枚，磕破一個口，放入1.5克紅花，攪勻蒸熟即成。月經來潮的第二天開始吃，1天吃1個，連吃9天，然後等下一個月經來潮的第二天再開始服，持續服3～4個月經週期，可以疏散瘀血、溫暖子宮。

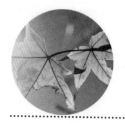

立秋

——斂肺氣，調精神

《早秋客舍》

——杜牧

風吹一片葉，萬物已驚秋。

獨夜他鄉淚，年年為客愁。

養生細節提醒：

◎起居宜早臥早起。早臥有助於陽氣之收斂，早起有助於陽氣之舒張，促進肺氣之舒展，防止收斂太過。

◎著裝上適當「秋凍」。穿衣適當凍一凍，能加速皮膚新陳代謝，增強機體耐寒能力。特別是冷水浴，符合「秋凍」的養生法則，可以從此時開始堅持練習。

◎注意防暑降溫，及時補充水分，適當喝些淡鹽水、綠豆湯，多吃些蔬菜和水果。

◎立秋之後非常適合進行一定的運動鍛鍊，但是運動量不宜過大，宜選擇平緩的有氧運動，如慢跑、散步、乒乓球、羽毛球等，適時有度地進行。

◎立秋之後，人的食慾會增強，但飲食上要注意避免暴飲暴食，避免吃口味太重的食物，而且要少吃過涼、不易消化的食物。

1 立秋起居宜收養，「與雞俱興」最得宜

夏天一過，就該進入秋天了。立秋，「秋」就是指暑去涼來，意味著秋天的開始。順應四時來養生，每個季節的節令都不一樣，入秋，自然也有自己獨特的養生原則。

《月令七十二候集解》中講：「秋，揪也，物於此而揪斂也。」「揪」，表示抓住或者扭住，好比把一個拳頭大的饅頭捏成一手腕大小的麵團，「斂」也就是收斂。總的來說，立秋是由熱轉涼的交接節氣，陽氣漸收，陰氣漸長，是人體陰陽代謝出現陽消陰長的過渡時期。「秋者陰氣始下，故萬物收」，陰主收斂，入秋養生，就是要以「收」為最基本的原則。

立秋開始，大自然陰氣漸盛，進入了秋涼時節，明顯感覺早晚溫差大了。不過，這個時候雖然天涼，但是還不至於「寒」，在衣著上不用急忙換上秋裝。衣服穿多了，身熱汗出耗傷陰津，導致陽氣外泄，反倒違背了秋天養生的原則。

在起居方面，還提倡「早臥早起，與雞俱興」，早臥以順應陽氣之收斂，早起為使肺氣得以舒展，且防收斂之太過。

也就是說，立秋後，在睡眠時間上應當調整一下，由夏天的「晚睡早起」調整為「早睡早起」，早睡能夠順應陽氣的收斂，早起能夠肺氣舒展，以防陽氣收斂太過。

現在的人在睡眠問題上最不講究。很多人都是聽別人講，你每天需要睡夠 7 小時，或者 8 小時。有的人就會認為，反正我家離公司很近，凌晨 1 點睡，第二天早上 8 點起床，睡的時間足夠了。但是，從養生角度來說，這樣理解不對的。就好像播種莊稼要趕農時，誤了農時，就算讓莊稼長夠了時間，到最後也沒有收成。

這裏講的「早睡早起」究竟如何去界定呢？「與雞俱興」。雞在晚上是看不見東西的，天一黑就會回到窩裏去休息，秋天天黑，差不多就是 19 點多。中醫把亥時，也就是晚上 19 點到 21 點稱為「人定」。人定，意思就是，此時夜色已深，人們也已經停止活動，該安歇睡眠了。《孔雀東南飛》有這樣兩句詩叫：「奄奄黃昏後，寂寂人定初。」所以說，要在晚上 9 點之前睡覺，才稱得上是真正的早睡。

「聞雞起舞」，聞雞叫如聞鬧鐘響，立即翻身起床。「三更燈火五更雞」，「五更」指的是凌晨 3～5 點。當然，凌晨三四點起床顯然是比較早，這時室外涼意重，對身體並不好，五更一過，也就是凌晨五六點起床，就可以了，稱得上早起。這樣算起來，一晚上也睡了八九個小時，而且不單單是八九個小時的量，是十分有品質的。現代恐怕沒幾個人能做到這樣，即使做不到這麼好，睡覺最晚也不能超過晚上 11 點。晚上 11 點過後就是子時，子時

初陽生，要是這個時候不睡覺，就會對陽氣造成損傷，不利於養生。

夫妻房事上也要順應這種天地之氣。有心人會發現，到了秋天，人的性慾不如春夏之際，會有明顯的減退。這個季節，有些男人會出現陽痿的症狀，這跟季節有關，完全不用驚慌。同樣的，女性進行房事之時可能出現陰道乾澀的狀況，是因為入秋燥氣比較嚴重，「燥勝則乾」。出現這樣的狀況，夫妻之間可以用增加房事前戲來達到性生活和諧的目的。

但是，必須提醒的是，秋季養「收」，房事本身就不能像春天生發之性的衝動，也不能像夏天陽亢之性的興奮，而是要有所收斂、減少。性慾不高的時候不要勉強行房，那樣於身心都是不利的。

總的來說，秋季養生，就要「低調」一點，把自己身體內的陽氣收起來，避免散失，為「冬藏」做準備。

節氣養生錦囊

立秋運動宜緩：立秋時節，人體的陰精陽氣開始處於收斂內養的狀態，故運動養生也要順應這一原則，在運動中應避免動之過劇，造成陽氣傷耗。入秋，人的血液循環等生理功能趨向減弱，因而又需適當增加運動量，以加強心肺功能。氣功、慢跑、太極拳、戶外散步等運動講求形動而心靜，動而不亂，和緩不劇烈，靜而不躁，使志安神寧。既能增強人體的生理功能，以應秋涼，又不會導致陰津陽氣的傷耗，以應秋收。

② 立秋謹防「秋老虎」，防濕防邪防中暑

　　立秋時節，國內的大部分地區氣溫開始從炎熱向寒冷過渡，但晴天下午的炎熱程度仍然不亞於暑夏之際的午後。此即為人們常說的「秋老虎，毒如虎」的現象。此時，天氣雖有了涼意，但由於還有一個伏天——末伏沒有過去，所以形成了一種立秋時節獨特的氣候現象——白天天氣炎熱，而早晚卻比較涼爽。

　　「早晨立了秋，晚上涼颼颼」「立秋一日，水冷三分」都是對這種氣候特徵的寫照。在這個忽冷忽熱的時節，中暑這一難受的現象不但沒有遠離人們，反而發作得更加頻繁。但是，秋季的這種中暑和夏季可不一樣，夏季人們中暑，多為陽暑。而秋季頻發的卻是陰暑。它們兩者之間有什麼區別呢？

　　陽暑是由酷熱所造成的，多因暑熱傷人，耗氣傷陰，暑又多夾濕導致，所以陽暑的主要症狀為發熱、渾身困重、出虛汗、腹瀉、頭昏甚至昏厥、抽搐等。

　　中醫是這樣論述陰暑的：「靜而得之」，「避暑乘涼得之」，意思就是陰暑是由過於避熱貪涼引起的。因為暑熱濕盛時，人們的毛孔是打開的，腠理疏鬆。此時如果突然受涼，風寒濕邪等就會長驅直入，從而引發中暑症狀。這種中暑的主要症狀有腹痛腹瀉、全身酸痛、噁心、高熱等。

通常在睡眠、午休和納涼之時，或者是過於避熱趨涼而得病，比如夜間露宿室外，或運動勞作後立即用冷水澆頭沖身，或立即快速飲進大量冷開水或冰鎮飲料，或睡眠時被風扇強風對吹而引發。

立秋之後，白天氣溫很高，而夜間氣溫明顯下降，晝夜溫差加大，皮膚腠理開合頻繁。此時如果貪圖寒涼，一熱一涼之間讓虛邪賊風有機可乘，就會加大「傷陰暑」的可能。所以，立秋之後同樣需要預防陰暑。那麼，究竟該如何預防「秋老虎」傷人呢？

✿ 主張「秋收」

立秋後，天氣會從熱轉寒，養生總則也應該由夏季的「夏長」轉化為秋季的「秋收」。具體到生活細節上，需要注意穿衣、蓋被，千萬不能貪圖寒涼。

中醫學認為，人入睡後，腠理一般打開著，此時風、寒邪非常容易乘虛而入，侵擾人體的健康。

✿ 多喝水

水分蒸發可帶走熱氣，所以要多補充水分，不要等到口渴時才想起喝水。出汗較多時可適當補充一些鹽水，以彌補人體因出汗而失去的鹽分。

一次性大量飲水的行為不可取，運動中或運動後一次性大量飲水，只會給血液循環系統、消化系統，尤其是會加重心臟負擔，從而讓人更加疲勞。

一次性大量飲水導致的結果只能是出汗更多，鹽分進

一步流失，容易引發肌肉痙攣。所以，喝水切勿過快過急，要把握節奏掌握好飲水量，一天的飲水量在2000～2500毫升為宜。

✹ 常刮痧

無論是陰暑還是陽暑，都可以用刮痧來進行治療。

【具體做法】將食指、中指屈曲，蘸點水，在人的前額印堂處、項後風池下及頸部依次進行刮拭。

刮痧手法要輕，時間一般為每個部位刮3～5分鐘，你會聽到「叭叭」響的聲音，然後會有一道道紅紫色刮痕從捏處沁出。如果不出痧或出痧少，也不必強求出痧，以感到舒服為原則。

需要提醒大家注意的是，有嚴重心腦血管疾病、肝腎功能不全、全身浮腫者和孕婦，均不適宜刮痧。刮痧時，空調風扇不能直接吹刮痧部位，刮痧出痧後30分鐘以內，忌洗涼水澡。前一次刮痧部位的痧斑未退之前，不宜在原處再次刮痧。刮痧出痧後，最好飲一杯溫開水。

節氣養生錦囊

立秋以多酸少辛為總體飲食原則，秋季燥邪當令，飲食方面還要滋陰潤燥，宜避免食用燥熱、辛辣的食物，適當吃些如檸檬等酸味食物。另外，秋天以乾燥為主要氣候特點，這和炎夏不同，空氣中缺少水分，同樣，人體也易缺少水分。為適應秋天乾燥的特點，我們必須常常為自己「補液」，以緩解乾燥氣候對人體的傷害。

3 立秋養生先養肺，添衣還需等一等

《管子》指出：「秋者陰氣始下，故萬物收。」意思是說，秋天陽氣漸收，陰氣逐漸強大起來；萬物成熟，就到了收穫之季。從氣候特點來看，秋季由熱轉寒，即「陽消陰長」的過渡階段。人體的生理活動，隨「夏長」到「秋收」而相應發生改變。

《黃帝內經》有「秋冬養陰」的記載，所謂秋冬養陰，是指在秋冬養收氣、養藏氣，以適應自然界陰氣漸生而旺的規律，從而為來年陽氣生發打基礎。所以，秋季飲食養生皆不能離開「收養」這一原則。也就是說，秋天養生一定要把保養體內的陰氣作為首要任務，不應耗精而傷陰氣，飲食之味宜減辛增酸。肺主管人體各種生理功能的調節和代謝。另外，肺為「相傳之官」，對心臟有協助作用，肺統領人一身的「氣」。

《靈樞‧九針論》中有「肺者，五臟六腑之蓋也」。肺為白色分葉狀，位於胸腔，覆蓋著心臟，連接氣道，開竅於鼻。肺主管呼吸，主要功能活動為呼出體內濁氣、吸入自然清氣，完成體內外氣體的疏通和交換，促進人體宗氣的生成。

《素問‧四氣調神大論》明確指出秋季應早睡早起，這是適應秋季養生之道的起居方式。早睡早起的目的是順應秋季，人體陰精隨著自然界陰陽的變化而收斂於體內，

呈現出陽氣舒展的狀態。早臥，以順應秋季陰精的收藏之象，以養「收」氣；早起，以順應秋季陽氣的舒展，使肺氣得以宣發、肅降。這樣就能與秋季自然界的規律相呼應，實現「秋季養收」的目的。

秋季氣候宜人，夜間更為涼爽，加上秋蟲啾啾之聲，也易催人入睡，故宜早睡，保持充足的睡眠，以補炎夏睡眠之不足。這也是增強體質、預防秋季感冒的有效方法之一。《老老恆言》卷一中寫道：「秋宜早臥早起，逆之則傷肺。」

《類證要訣》說：「秋冬任晏眠，晏忌日出後，早忌雞鳴前。」即秋季早起應在日出前而不宜太晚。秋凍，就是「秋不忙添衣」，但這要看情況靈活掌握，不能死搬教條。初秋，暑熱未盡，涼風時至，衣被要逐漸添加，但不可一下加得過多，捂得太嚴。晚秋，穿衣可略少，有意識地讓身體「凍一凍」，但要有限度，以自己能接受，不會「凍」出毛病為度。這樣可避免因多穿衣服導致身熱出汗，汗液蒸發，陰津耗傷，陽氣外泄。「秋凍」不僅順應秋天陰精內蓄、陽氣內收的養生需要，也為冬季藏精做好耐寒力的準備。

「秋凍」不僅侷限於未寒不忙添衣，還可引申為秋季的一種養生法則。

例如，睡覺不要蓋得太多，多蓋容易導致出汗傷陰耗津。各種運動鍛鍊，如打球、爬山、散步等，無論何種活動都應注意一個「凍」字，尤其是冷水浴，是符合「秋凍」的有效方法，應長期堅持，不要間斷。

耐寒鍛鍊十分重要，耐寒力是抵禦疾病的一種抗力，尤其在冬季更重要。耐寒鍛鍊應始於初秋，可循序漸進地堅持，從冷水洗臉、擦身，到冷水浴，直到冬泳。

節氣養生錦囊

養肺食材大盤點：秋天燥邪為盛，最易傷肺陰。此時可以由食療達到生津潤肺、補益肺氣的目的。常見的養肺食材包括：烏骨雞、豬肺、燕窩、銀耳、蜂蜜、芝麻、豆漿、藕、核桃、薏苡仁、花生、鴨蛋、梨等，但要結合個人體質和腸胃功能酌量選用。

④ 立秋不宜大補，清補最宜脾胃健康

人們稱夏季為「苦夏」。由於天太熱，人們經常產生厭食之感，什麼都吃不下去。每日除了花樣翻新地吃一些過水麵、綠豆粥以外，對別的食物都提不起興趣。這既是一種季節反應，同時也是一種心理反應。到了立秋，雖然氣溫依舊很高，但畢竟涼爽的秋天快要到了，人們身上的濕黏不適之感也有所減輕，於是就開始萌發了要吃點美食的想法，以補償入夏以來的虧空，吃什麼呢？

在過去，就有立秋「貼秋膘」的說法，即在入秋的時候吃味厚的美食佳餚，而首選就是吃肉。由吃肉的方法把夏天身上掉的膘重新補回來，這就是人們常說的「貼秋膘」。這種習慣不知是從什麼時候開始的，但卻一直流傳

到了今天。立秋這一天，普通的百姓家吃燉肉，講究點的吃切肉、紅燜肉、紅燒魚、燉雞、燉鴨等。

雖然立秋標誌著秋季的開始，但是立秋之後氣溫還比較高，空氣濕度較大，再加上在夏季人們常常因為過食冷飲，易出現脾胃功能弱的現象。如果這個時候大量進補肥甘厚味之品，就會加重脾胃負擔，長期處在虛弱狀態下的胃腸一下子無法承受，反而會導致消化功能紊亂。

貼秋膘雖然有益於恢復體力和體能，但是「無虛不補」是養生進補的原則之一。如果身體沒有出現明顯的氣虛、血虛，就不需要進補。身體無礙的人，非要進補，輕了是揠苗助長，重了則可能火上澆油。本來沒問題，反倒補出一些問題來。

過去，人們選擇在立秋這天「貼秋膘」是為了長點脂肪，以備冬天禦寒用，所以以吃肉為主。但是，無論在任何季節，體重突然增加或減少都會對人體造成不小的打擊。大起大落的變化會使得人體被迫處於壓力狀態，很容易導致機體功能產生紊亂，也容易被疾病乘虛而入。

更何況，過去「短衣少食」的時代早已遠去，現代都市人群的日常飲食已經能為我們的身體提供足夠的脂肪、蛋白質和營養。

以往認為秋季來了，就應多吃肉類儲備脂肪，以備過冬禦寒之用的說法已經過時，不再適用於處於溫室中的現代人。所以，「貼秋膘」對於本身就吃得不錯的人來說，完全屬於畫蛇添足。即使是瘦削之人，也不見得一定需要「貼秋膘」。

　　初秋進補宜清補而不宜過於滋膩。日常飲食應食用一些潤燥生津的食物，如梨、百合、蓮子、銀耳、大棗、藕、赤小豆、蜂蜜等。日常還可飲用麥冬菊花茶：取沙參、麥冬、菊花各10克，用適量水煲煮後加冰糖，可以潤燥生津。

節氣養生錦囊

　　謹記「秋瓜壞肚」：不論西瓜或香瓜、菜瓜，都不能多吃，否則會損傷脾胃陽氣。夏令大量食瓜雖不至於造成脾胃疾患，卻易使腸胃抗病力有所下降。立秋後再大量生食瓜果，勢必更助濕邪，損傷脾陽，腹瀉、下痢等急慢性胃腸道疾病也會隨之發生。

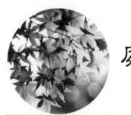

處暑

──斂肺氣，保睡眠

《長江二首》

──蘇洞

處暑無三日，新涼直萬金。
白頭更世事，青草印禪心。

養生細節提醒：

◎要改變夏季晚睡的習慣，最好每天多睡1小時，晚上10點前入睡最好，而且要做到早起，早晨5～6點起床為宜，有助於預防「秋乏」。

◎睡覺的時候關好門窗，腹部要蓋上薄被，防止脾胃受涼。

◎為了對抗「秋燥」，最好多喝些溫開水或者加入少許鹽或蜂蜜的溫開水，儘量少吃油炸、燒烤及熱性的食物，可適當多吃些新鮮果蔬，以滋陰養肺、潤燥生津。

◎白天只要不是很熱，不宜開空調，可以開窗換氣。

1 處暑炎熱依然在，修復防曬別忽視

處暑節氣在每年 8 月 23 日，處於太陽黃經 150°。「處」有躲藏、終止的意思。「處暑」表示炎熱暑天結束；也含有秋季又見暑熱氣候，僅次於夏季的含義。

處暑三候為：「一候鷹乃祭鳥；二候天地始肅；三候禾乃登。」此節氣中老鷹開始大量捕獵鳥類，並且先陳列如祭而後食。接著天地間萬物開始雕零，充滿了肅殺之氣。

《呂氏春秋》上說：「天地始肅，不可以贏。」即是告誡人們秋天是不驕盈且要收斂的季節。第三候「禾乃登」的「禾」指的是黍、稷、稻、粱類農作物的總稱，「登」就是成熟的意思。

《月令七十二候集解》中說：「處，去也，暑氣至此而止矣。」處暑後太陽的紫外線輻射指數依舊較大，所以千萬不要因為天涼快就忽視防曬，以防被「秋老虎」曬傷皮膚。

在戶外時間過長，肌膚就容易出現紅腫、刺痛、水疱、脫皮等現象，這都是陽光毒曬給我們留下的「紀念品」。一旦發現肌膚被曬傷，要趕快搶救。如果皮膚只是輕微發紅或發燙，可取棉片蘸冰水外敷，直至皮膚恢復本來的顏色和溫度為止。然後用溫和的清潔乳清洗，再擦一些保濕水為皮膚補水，通常就沒什麼大問題了。

如果皮膚紅腫，且有疼痛的感覺，證明皮膚已經曬傷了，這種情況下，光用冰水敷是不夠的。可先用冰水敷，再塗抹一些天然蘆薈膠來幫助皮膚降溫、消炎。

如果皮膚表面出現了疹子或水疱，說明皮膚不止被曬傷，而且曬過敏了。此時最要緊的就是避免讓皮膚再次受到強烈陽光的傷害。清潔時也要小心，避免摩擦皮膚造成疹子或水疱破裂，以防造成進一步的感染。

大多數人在曬傷後，都會習慣性地塗抹一些曬後修復化妝品。事實上，與這些化學製品相比，我們日常生活中經常能接觸到的一些綠色植物、蔬菜和水果，修復曬傷的本領也毫不遜色，往往也能收到意想不到的神奇效果。

❈ 黃瓜

黃瓜含水量大，富含的維生素C能增強皮膚的再生能力，既可補充皮膚失去的水分，又可治療脫皮現象。皮膚曬傷後，可用黃瓜汁敷在疼痛的皮膚上10分鐘，待清涼透入皮膚，疼痛自然就會消減。敷後要用水沖洗乾淨。

❈ 蛋清

蛋清含有豐富的蛋白質，可協助皮膚生長。

❈ 西瓜皮汁

西瓜皮汁具有清潤的效果，暴曬後，可以用西瓜皮搗汁敷面約15～30分鐘，再用清水洗淨臉龐即可。為防止漏滴，可在西瓜汁中摻入蜜糖。

❈ 蜂蜜

蜂蜜含有豐富的維生素、葡萄糖等，能滋潤美白皮膚，還有殺菌消毒的功效，能使曬傷處皮膚加速癒合，恢復光澤。

節氣養生錦囊

酌情增減衣物：「秋凍」不僅表現在未寒不忙添衣上，還要密切注意天氣變化。添衣與否應根據天氣的變化來決定，只是不宜添得過多，以自身感覺不過寒為準。初秋的天氣變化無常，「一天有四季，十里不同天」「若要安逸，勤脫勤著」。因而應多備幾件秋裝，做到酌情增減，隨增隨減。特別是老年人，代謝功能下降，血液循環減慢，既怕冷，又怕熱，對天氣變化非常敏感，更應及時增減衣服。

② 蜂蜜滋潤薑生燥，少食辛辣安度秋

秋天最主要的氣候特點就是空氣乾燥，缺少水分，人體同樣也缺少水分。為了適應秋天乾燥的氣候特點，我們一定要經常給自己的身體「補補水」，以緩解乾燥氣候對於人體的傷害。

多喝水是對付「秋燥」的一種必要手段。但是對付秋燥不能只喝白開水，因為白開水喝得快，流失得更快。從

養生學的角度來說，秋季最佳的飲水方法是：「朝朝鹽水，晚晚蜜湯。」在白開水中加入少許食鹽，可以有效減少水分的流失。白天喝點淡鹽水，晚上喝點蜂蜜水，不但能為人體補充水分，還能防止因秋燥而引起的便秘，抗衰防老。

蜂蜜是大自然贈予人類的貴重禮物，從中醫的角度上說，蜂蜜有強健體魄、提高智力、增加血紅蛋白、改善心肌等作用，久服可延年益壽。《本草綱目》記載：「蜂蜜有五功：清熱、補中、解毒、潤燥、止痛。」現代醫學也證明，蜂蜜對神經衰弱、高血壓、冠狀動脈硬化、肺病等均有療效。秋季常服蜂蜜，不僅利於這些疾病的康復，還可以防止秋燥對於人體的傷害，起到潤肺、養肺的作用。

立秋時節，正值季節更替，感冒等流行疾病多發，增強機體免疫力是應對流行病最好的方法，而食用蜂蜜就可以滿足這一要求。每天適量吃些蜂蜜，可以逐漸增強人體的免疫力，提高機體抗病能力，將流感等疾病侵襲拒之門外。

早晨喝蜂蜜最適宜，可以快速補充體能，使人一天都有充足的精神。不過，這個標準放在脾胃虛寒的人身上就不適合了。脾胃虛寒的人應該先吃些食物再喝蜂蜜，例如在早餐中加一杯蜂蜜水，或者是把蜂蜜抹在饅頭或麵包上吃，切忌空腹喝蜂蜜，否則容易導致拉肚子。

蜂蜜的種類有許多，包括槐花蜜、桂花蜜、棗花蜜等，不同花製成的蜂蜜，功效上也有些差異。所以，不同人群需要根據自身情況，挑選最適合自己的蜂蜜。桂花蜜

有「金芙蓉」之稱，素來是愛美女士的首選，因為它的潤膚、美顏效果比較好。而愛上火的人，秋天更容易口乾舌燥，出現上火症狀。對於這些人而言，洋槐蜜更為合適，因為它的潤肺、去燥效果都非常好。棗花蜜顏色偏深，果糖含量高，微量元素含量尤為豐富，具有安神、補血的功效，所以是中老年婦女、兒童和體弱者的理想食品。

有的人不直接食用新鮮的蜂蜜，而是把它用於烹調、熬甜品時做調味，或者是把蜂蜜倒入鍋裏熬一下，將原本質地稀薄的蜂蜜熬成黏稠的「熟蜜」再食用。

對此，養生專家是不贊同的。因為蜂蜜中含有大量的營養物質，高溫很容易破壞掉這些營養。這種用高溫熬煮蜂蜜的方法並不可取。若要泡飲蜂蜜，最好將水溫控制在60攝氏度以內。

秋燥時節，還要不吃或少吃辛辣燒烤之類的食品，這些食品包括辣椒、花椒、桂皮、生薑、蔥及酒等，特別是生薑，這些食品屬於熱性，又在烹飪中失去不少水分，食後容易上火，加重秋燥對人體的危害。當然，將少量的蔥、薑、辣椒作為調味品，問題並不大，但不要常吃、多吃。比如生薑，它含揮發油，可加速血液循環，同時含有薑辣素，具有刺激胃液分泌、興奮腸道、促進消化等功能。

生薑還含有薑酚，可減少膽結石的發生。所以它既有利亦有弊，不可多吃。尤其是在秋天最好少吃，因為秋天氣候乾燥、燥氣傷肺，再吃辛辣的生薑，更容易傷害肺部，加劇人體失水、乾燥。古代醫書有記載：「一年之內，秋不食薑；一日之內，夜不食薑。」看來，秋天不食

或少食生薑以及其他辛辣的食物，早已引起古人的重視，這是很有道理的。

因此，為了讓自己的身體不受秋燥的傷害，當秋天來臨之際，我們最好「晨飲淡鹽水、晚喝蜂蜜水，拒食生薑」，如此便可安然度過「多事之秋」。

節氣養生錦囊

開胃補身吃藕粉：把藕洗乾淨，連皮切成薄片，放到蒸籠蒸5分鐘，然後取出來平鋪在乾淨的紗布上曬乾，然後搗成粉末即可。想吃的時候，用開水沖一小碗晶瑩剔透的藕粉，或是在裏面加一點蜂蜜、紅糖或是桂花，既開胃，又補身體。

③ 運動保健最養身，寧心靜氣養精神

處暑過後早晚氣溫低，白天氣溫高。特別是經過幾場秋雨，氣溫有所下降，在經歷了炎夏的酷暑和濕悶後，人們倍感秋季的涼爽和舒適。宜人的秋季，也是鍛鍊身體的黃金季節。

運動是獲得健康最為簡便易行、最為有效和最經濟的手段。運動不但有助於改善體質，而且可以消除精神緊張和焦慮。俗語說「藥補不如食補，食補不如鍛鍊」。處暑時節，早、晚天氣涼爽，可外出跑步、打拳、做操、爬山。平時多伸懶腰也有解秋乏的功效。下午工作、學習的時間長了，伸個懶腰，立刻就會神清氣爽、舒服自在。即

使在不累的時候，有意識地伸幾個懶腰，也會覺得輕鬆。這是因為伸懶腰能適當增加胸腔對心、肺的擠壓，促進心臟泵血，增加全身的供氧量。大腦血流充足了，人自然會感到清醒、舒適。登山運動非常適合秋季，高山上的樹木和林中的許多植物都能產生有抑菌、殺菌功能的揮發性物質，而且高山上噪音小、空氣好，有助於身心健康。

處暑時節，自然界出現一片蕭瑟的景象，人們易觸景生情而產生悲傷的情緒，不利於人體健康。因此，處暑時要注意收斂神志，使神志安寧。比如，可以和家人或朋友一同外出遊玩，欣賞大自然中的美景，也可以和家人一起去參加採摘活動。

由於秋乏來襲，很多人經常會感腦力和體力不足，容易疲勞，工作效率低下，愛打瞌睡，並常有頭痛等軀體不適感和睡眠障礙，但是沒有器質性病變存在。所以，平時要儘量避免精神緊張，學會適度緩解壓力，防止由於壓力過大導致的失眠和情緒煩躁。中醫有「常笑宣肺」一說，人們在笑中會不自覺地進行深呼吸，使肺氣通暢。

此外，處暑時節氣候逐漸乾燥，此時可以吞嚥津液來滋陰養生。在古代，唾液被譽為「金津玉液」，而且有非常神奇的保健養生功效。唾液或多或少都會影響人體的健康。古代養生學家認為，唾液是不能隨意浪費的，它是構成人體生命的重要的物質基礎之一。

道家創始人老子認為，靈丹妙藥都不如自己的津液更有益於身心，所以，他一直主張咽津養生。唐代名醫孫思邈在《養生銘》上也提到「晨興漱玉津」能祛病益壽。

【扣齒咽津具體操作】每日清晨洗漱後，用舌尖微頂上齶，有津液湧出，待充滿口腔後用舌攪拌數次緩緩嚥下；或在閑暇之時，用舌頭繞觸口齒，待口內唾液聚滿，鼓漱幾遍後徐徐嚥下，長期堅持，有強身健體的效果。

節氣養生錦囊

秋季良藥話百合：秋季，乾燥的氣候條件很容易影響到人的肺部，引起口乾咽燥、咳嗽少痰等症。百合味甘微苦，性平，能入心經肺，潤肺止咳，清心安神，有效治療燥熱病症。用百合和粳米熬粥，清香可口，生津補陰，適宜老年人和久病體虛者，尤其是心煩失眠、低熱易怒者。

④「秋乏」來襲，調養脾胃補元氣

俗話說得好，「春困秋乏夏打盹，睡不醒的冬三月」。秋涼時節，不少人都會感覺昏昏沉沉的，像是沒睡醒一樣，身體十分疲累，這就是「秋乏」。

秋乏最根本的原因就在於人體「元氣」不足。元氣是人體生命活動的原動力，推動人體的五臟六腑正常運行。元氣來源於先天，受之於父母。

俗話說，「母壯則子肥」，父母身體壯，那麼生下的寶寶就會特別健康。這就相當於父母在孩子出生前預備的一筆財富。孩子生下之後，不停地消耗這筆財富，財富耗盡時，生命也就不存在了。

先天之氣越用越少，只能由後天之氣不斷補充。脾胃

稱為後天之本，脾胃之氣為「中氣」。脾胃強壯氣就足，人的精神自然也會特別好。如果後天之氣不足，沒有辦法培補先天，人就會出現疲憊倦怠的狀況。可是，在夏天，大多數人由於天氣炎熱而喜歡吃涼的東西，喜歡喝冷飲，或者猛勁吹空調，這些都容易傷及脾胃。再者來說，夏末秋初這一時間稱之為「長夏」，以潮濕多雨為主，脾主長夏，喜燥惡濕。脾胃本就受到了整整一個夏天的摧殘，這個時候濕熱之邪來犯，舊債未償又添新債，只能束手就擒。

　　脾胃受困就無力生化氣血，進而造成後天乏力，先天之氣得不到增補，疲勞、倦怠就會隨之而來。而且脾本來就是主肌肉的，脾胃受傷，肌肉無力，自然會出現疲倦，這就有點「秋後算帳」之意。

　　可見，想要克服秋乏，首先就得培補脾胃。脾胃強壯，後天之氣充足，從而將秋乏症狀一掃而光。比如《紅樓夢》中就提到，黛玉體弱多病，每天進食很少，精神十分不好。寶釵便讓她每天早上熬燕窩粥來吃，以滋補脾胃，祛除困乏。

　　當然，燕窩那麼珍貴的東西不是人人都用得起，我們還是選擇簡單一點的方法比較好。比如，按摩大包穴。

　　大包穴在腋中線上，腋下6寸。刺激該穴的方法很簡單，用拍打或者按揉的方式都可以。取好穴位以後，直接用掌心拍打此穴約5分鐘，可起到疏通脾經氣血的作用。再就是按揉，四指併攏，第一指關節彎曲，指尖放到魚際部位，拇指伸直，把四指第一指節放到穴位上，旋轉按揉，同時挺胸、向後收縮兩肩，儘量向後仰頭。操作半分

鐘後放鬆幾秒鐘，再重複操作5～8次即可。不管採取這兩種方式中的哪一種，最好是在巳時（早上9點到11點）進行。此時，周身氣血流注脾經，刺激脾經上的大包穴效果是最好的。

大包即取「大包大攬」之意，為脾之大絡，《針灸大成》就有「總統陰陽諸絡，由脾經灌溉五臟」之說。刺激大包穴，可通調脾經的氣血、培補元氣，使人精力旺盛，有利於緩解秋乏症狀。這個穴位還有止痛的效果，女性朋友有乳房脹痛或是胸腹疼痛以及其他痛症，長期堅持刺激這個穴位都能收到良好的效果。

另外，按摩太陽穴、彈後腦勺、做梳髮動作等簡單的按摩方法，也能在一定程度上起到緩解秋乏的作用。還可以由飲食來調節秋乏症狀，香蕉、豆類、富含鈣和維生素D的食物、燕麥片、富含硒的食物、鱷梨、金槍魚、菠菜、葡萄柚等都有助於夏季解乏，調劑精神。秋乏是一種自然現象，只要我們在日常生活中適當注意調理身體，就能趕走秋乏，重新變得精氣十足。

節氣養生錦囊

秋乏喝鯽魚湯：用鮮鯽魚1條、豆腐適量，沙拉油、胡椒粉、薑等調料適量。將魚洗乾淨，魚身兩面各斜剖三刀，油下鍋燒至六成熱，下鯽魚，兩面煎黃後起鍋。將炒鍋洗淨，油下鍋燒到五成熱，再把其他如胡椒粉、豆瓣、薑、蒜、花椒之類的調料放入油鍋炸一會兒，加湯再放入魚、豆腐、料酒、味精，煮熟即可。

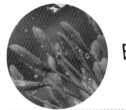

白露

——養陰氣，防秋寒

《烏衣巷》

——劉禹錫

朱雀橋邊野草花，烏衣巷口夕陽斜。
舊時王謝堂前燕，飛入尋常百姓家。

養生細節提醒：

◎有晨露的天氣不宜外出，更不能在晨露中鍛鍊。

◎過敏體質者在秋遊前15天左右宜採取防過敏措施，可以在醫生指導下口服抗過敏藥物，回家之後及時淋浴，以除去身上的過敏源。

◎為了緩解「秋燥」，可以在屋內放一盆水。

◎白露天氣溫燥，應當給皮膚做好保養，比如塗些潤膚乳防止皮膚乾裂。

◎有句俗話叫「白露身勿露，著涼易瀉肚」，意思就是說，白露的時候要穿好衣物，蓋好被子，否則著涼了容易腹瀉。此時應當撤掉涼席，關閉窗戶和空調，換好長袖睡衣入睡。

① 白露涼爽有食慾，此時進補最得宜

　　白露是二十四節氣中的第15個節氣，時間是每年9月7～9日，太陽到達黃經165°時為白露。顧名思義，白露就是氣溫漸涼，夜來草木上可見到白色露水的意思。《月令七十二候集解》中說：「八月節……陰氣漸重，露凝而白也。」

　　俗話說「白露秋分夜，一夜冷一夜」，白露是典型的秋天節氣，從這一天起，露水一天比一天凝重，在地面或物體上形成水珠而得名。農曆言：「斗指癸為白露，陰氣漸重，凌而為露，故名白露。」由於天氣已涼，空氣中的水汽每到夜晚常在樹木花草上凝結成白色的露珠，鳥類也開始為過冬做準備。

　　《禮記‧月令》篇記載這個節氣的景象「盲風至，鴻雁來，玄鳥歸，群鳥養羞。」是說這個節氣鴻雁南飛避寒，百鳥開始貯存乾果糧食以備過冬。可見，白露實際上是天氣轉涼的象徵。從氣候規律的角度說，白露時節，涼爽的秋風自北向南已吹遍淮北大地，開始了金色的秋季。這時大部分地區炎熱的夏季已經結束，各地天氣大多秋高氣爽、雲淡風輕。一個春夏的辛勤勞作，經歷風吹雨打，送走了高溫酷暑。

　　白露時節到來，真正的涼爽也到來了，此時人們恢復了食慾，是最適宜進補的時候。人們可以根據這個節氣特

點科學攝取營養物質、調整飲食，進而補充夏季的消耗。在冬季到來的時候，減少病毒感染、防止舊病復發，根據「燥則潤之」的原則，適當吃些茭白、桂圓、黑芝麻、紅棗、蜂蜜、銀耳等有養陰清熱、潤燥止渴、清心安神功能的食物。

白露是典型的秋季氣候，容易出現口乾、唇乾、鼻乾、咽乾、大便乾結、皮膚乾裂等症狀，可以適當吃些宣肺化痰、滋陰益氣的中藥，如人參、西洋參、百合、杏仁、川貝等，緩解秋燥。

白露時節，在飲食上要注意養心肝脾胃的原則，養肝可多吃酸味食物，但最好不要吃太飽，以免食物在腸胃積滯，引發胃腸疾病。老人與小孩更要記得少食多餐，而且主要吃軟、溫食物，少吃過硬、生冷的食物。此外，還應該對秋燥進行預防，可多食如梨、百合、甘蔗、沙葛、蘿蔔、銀耳、蜜棗等辛潤食物，還可用藥膳輔助調理。飲食方面，適當吃些如杏仁等滋陰潤肺的柔潤食物，能使身體感到舒適。而此時也是橘子、玉米收穫的季節，是應季食物，可多食。白露節氣已開始真正地涼爽起來了，不少人在對身體進行調養時只顧著「貼秋膘」和進補肉類等營養品，其實飲食不同，屬性也就不同。不同的作用，適應不同的人群。所以，飲食結構應隨節氣的變化而變化。

節氣養生錦囊

此時宜喝「白露茶」：「白露茶」即白露節氣採摘的茶葉。古人有「春茶苦，夏茶澀，要好喝，秋白露」的說

法。茶樹經過夏季的酷熱，到了白露前後又會進入生長佳期。白露茶不像春茶那樣嬌嫩、不經泡，也不像夏茶那樣乾澀、味苦，而是有一股獨特的甘醇味道，深受茶客喜愛。而且經過一夏的煎熬，茶葉也在時間中熬出了最濃烈的品性，有潤膚、除燥、生津、潤肺、清熱、涼血的功效。

❷ 白露莫露身，添衣加被防受寒

　　人們愛用「白露秋風夜，一夜涼一夜」的諺語來形容氣溫下降速度加快的情形。白露是真正涼爽季節的開始，進入白露節氣後，冷空氣轉守為攻，暖空氣逐漸退避三舍。冷空氣分批南下，往往帶來一定範圍的降溫。白露從節氣上宣告了秋天的到來。「白露天始冷，鴻雁南飛去」，即便是南方，也要「白露勿露身」了。

　　白露之涼，一方面我們要看到其晝熱夜涼這一氣候，對人體陽氣的收斂提供了良好的條件。從另一方面來說，如果著涼，則往往會耗傷陽氣，因此，為了順應《黃帝內經》養生之道，此時還要避免著涼。如果在處暑的時候，還不宜急於添加衣服，以順應內熱外行的話，那麼，此時就該適當添加衣服，防治外寒內襲。此時，更需要的是營衛陽氣，而不是疏泄。

　　古語說「白露節氣勿露身，早晚要叮嚀」，就是在提醒人們此時白天雖然溫和，但早晚已涼，赤膊容易著涼。

現在的曬和熱，與盛夏相比有著天壤之別，即便氣溫高一些，也只是中午時分有點兒熱，其他大部分時間都是涼爽舒適的。這時穿得過於單薄，冷空氣就會刺激皮膚，使人體因著涼而免疫力下降，無力抵禦寒邪，容易出現肺部及呼吸道疾病，如發熱、咳嗽、支氣管炎、肺炎等。所以，在這個時節，如果是在清晨和夜裏出行，就不要穿短袖衣服了。由於早晚溫差變大，人們此時應該及時添加衣被，否則極容易患感冒，而支氣管炎、哮喘、消化性潰瘍等慢性病患者，也容易誘發或加重病情。

中醫有「頭為諸陽之會」之說，這是因為頭是全身陽氣最旺盛的部位之一。這個地方如果受寒，體內陽氣會大部散失。身上衣服穿得再厚，要是不注意頭部的保暖，就像暖水瓶不蓋塞子，同樣無法抵禦寒冷的襲擊。為了抵禦寒冷，白露之後外出最好戴帽子，洗頭時可用比平時熱一點的水。額頭滲出汗水時不能見風，避免受風而引發頭痛、發熱等身體不適，心腦血管病人、四肢不溫的人、易感風寒的人，尤其要提高警惕。

肚臍部位的表皮最薄，皮下沒有脂肪組織，但有豐富的神經末梢和神經叢，對外部刺激敏感，因此秋凍時保護以肚臍為中心的腹部很有必要。若防護不當，晚上睡覺暴露腹部或愛美穿露臍裝，寒氣極易由肚臍侵入人體。如果寒氣直衝腸胃，馬上就會影響脾胃功能，發生急性腹痛、腹瀉、嘔吐。

「寒從腳起，熱從頭散」，雙腳受涼是引發感冒、支氣管炎、消化不良、失眠等病症的元凶。因此，白露應注

意腳的保暖，鞋襪宜寬鬆、舒適、吸汗。白露時節，還要注意夜晚的保暖。不蓋被子，或者被子過薄，也會引起腹瀉。老百姓講究冬暖脊背夏暖肚，目的就是不要讓腹部著涼。晚上休息的時候，還應關好門窗，也不宜再鋪涼席，以防秋風流通使脾胃受涼。

諺語說「二八月，亂穿衣」，講的就是春秋兩季人們的穿衣感受。事實上，從保健意義上講，這句話應改為「二月多穿衣，八月少穿衣」。不過，凡事都應有個限度，「薄衣禦寒」也不能過頭。深秋時節氣溫過低，大街上已經有人穿上棉服了，你卻偏穿條連衣裙，如此未免太過於「美麗凍人」了。

有些女孩過分追求美麗，上衣挺厚，裙子挺短，靴子挺高，可是膝蓋裸露在外面，秋風一吹，很可能給健康留下隱患。中醫認為，年輕時腰腿膝蓋常受風寒侵襲，年齡大了容易引發關節炎和慢性腰痛。

俗話說：「病從寒起，寒從腳生。」腳素有「人體的第二心臟」之稱。可見，足部的保暖很重要。腳部分布著人體6條重要經脈，並且遠離心臟，血液循環最為不暢，尤其腳底心，更是比較容易遭到寒氣侵犯的地方。一旦受寒，會引發感冒、氣管炎、消化不良、失眠等疾病。

秋季早晚溫差大，而且又多雨，喜歡赤腳穿涼鞋的女性極易因此受寒著涼，導致子宮、下腹部血液循環不暢，造成經期提前或延遲，嚴重者還會因子宮肌痙攣、組織缺血而致痛經。因此，女性朋友要特別注意加強對腳部的保暖，如穿溫暖舒適的鞋襪、泡熱水澡等。

節氣養生錦囊

跳繩好處多：跳繩是特別適合秋冬季的大眾健身運動，而且對女性尤為適宜。從運動量來說，持續跳繩10分鐘，與慢跑30分鐘或跳健身舞20分鐘相差無幾，可謂耗時少、耗能大的健康運動。這個運動不但不要求特殊的器械、空間，而且也不需要太多技巧，是減肥人士可以嘗試的好方法。

③ 寒溫相乘，警惕呼吸道疾病

白露節氣到來之後，天氣變涼，如果是對於寒溫交接的氣候轉換不適應，就會誘發鼻炎、支氣管炎、哮喘等呼吸系統疾病。小孩、老人以及體弱有宿疾的人尤其容易發作。

俗話說得好，「秋天到，鼻炎鬧」，尤其是白露之後，氣候往往比較乾燥，早、中、晚溫差變化較大，對鼻部的影響非常大，因此要特別關注鼻子健康。

接下來教大家一個鼻子保健操：用右手食指指腹從鼻根部沿鼻梁從上向下輕輕按摩20次，再沿鼻子周圍按摩20圈；然後用拇指和食指捏住鼻翼兩側，捏緊後放鬆，再捏緊再放鬆，連續20次。最後搓熱雙手，用右手手掌捂住鼻子，輕輕拍打20次，再進行10次深呼吸運動即可。這個保健操可連續做2遍，時間為2～5分鐘，由鼻部

按摩能刺激鼻部血管，讓其擴張變粗，加快血液循環，增強鼻部抵抗能力，進而預防呼吸道疾病。

因為鼻子周圍分布著很多穴位，如人中穴、四白穴、睛明穴等。按摩時刺激這些穴位可以通經活絡、調節氣血，防治神經衰弱、腦動脈硬化、腦中風、嗅覺遲鈍、視力下降等病症，是一種簡便易行的養生保健方法。

再來說說哮喘，中醫學上所說的哮喘是廣義的，其泛指呼吸喘急。宿疾內伏是哮喘中最主要的病理環節，也會被外邪入侵或其他因素誘發。元代朱丹溪在《症因脈治》提到：「哮病之因，痰飲留伏，結成窠臼，潛伏於內，偶有七情之犯，飲食之傷，或外有時令之風寒，束其肌表，則哮喘之證作矣。」

古今醫學家都認為，肺是本病發生病理變化的主要臟器，同時會牽連脾、腎，心臟也會在後期被連累。所以，哮喘的病灶通常出現在肺上，其主要是邪實，病久會牽連腎，導致正氣不足。但因為哮喘經常反覆發作，病程較長，臨床上經常出現肺、腎、脾三臟俱虛的現象，患者如果再被新的誘因侵染，內伏被新邪引動，痰氣交阻，上壅於肺，從而導致哮喘病發時出現邪實正虛錯雜的現象。

治療哮喘，標為治肺，本為治脾腎。「哮喘專主於痰」，古人曾說「腎為生痰之本，脾為生痰之源，肺為貯痰之器」。這種說法形象地說明了造成本病的主要病理基礎是肺、腎、脾三臟功能的失調，本病的主要病理病因是脾腎陽虛，特別是腎陽的衰憊，本病的最大特點是「其標在肺，其本在脾腎」，因此哮喘的治本大法就是健脾化

痰、溫腎納氣。

　　支氣管哮喘在秋季發病率很高。隨著天氣轉涼，空氣變乾，許多人的宿疾會在秋季復發。對疾病進行防治要從避免與發病源接觸開始，使各種誘發因素得以減少。誘發支氣管哮喘的因素有：

　　一是接觸過敏源。過敏源有多種，通常都來自外界，如房屋的塵土、植物的花粉、工業粉塵、魚、蝦、動物毛屑、蟎蟲、染料、油漆等。

　　二是呼吸道感染。支氣管、肺、鼻竇發生炎症，氣管被感染能引發哮喘。

　　三是氣候改變。發病率會在寒冷的季節上升，由於秋冬氣候轉變頻率高並且忽冷忽熱，病毒性呼吸道常會被感染；有些植物花粉能夠致敏，並且分布濃度在秋季升高；細菌容易在溫度、濕度高時進行繁殖；花粉、有害粉塵、刺激性氣體等在氣壓低時容易在地面附近聚集，濃度在離地面較低的地方增加，人體很容易將其吸入。

　　四是精神因素。誘發哮喘的原因還有條件反射、情緒激動。

　　此外，煤氣、冷空氣、劇烈運動、化學性刺激或咳嗽後，哮喘也很容易被誘發。

節氣養生錦囊

　　白露要吃秋梨膏：秋梨膏也叫雪梨膏，是一道傳統的藥膳，相傳始於唐朝。以精選之秋梨（或鴨梨、雪花梨）為主要原料，配以其他止咳、祛痰、生津、潤肺的藥物，

如生地、葛根、蘿蔔、麥冬、藕節、薑汁、貝母、蜂蜜等藥食同源之原材料精心熬製而成的藥膳飲品。

④ 秋涼易發「五更瀉」，早治早健康

白露一到，告別了暑熱，幾乎每天都是藍天白雲，天逐漸開始轉涼，秋高氣爽，真正是秋天到了。在享受涼爽的同時，很多中老年人卻發現自己的身體出現了一些問題。每當五更時分（凌晨3點～5點），感覺臍下作痛，肚子開始叫，趕緊起床上廁所，發現是腹瀉了，拉完肚子，一天沒事，第二天還是如此。有的伴有腹部畏寒、四肢不溫、腰膝酸軟、神疲乏力等症狀，纏綿不癒。這就是「五更瀉」，又叫作晨瀉、雞鳴瀉。

很多人對這十分規律的腹瀉感覺有點莫名其妙。從現象看上去，的確有點莫名其妙，早不瀉晚不瀉，偏偏在五更時分腹瀉，還很規律，而且經常如此。但實際上，用中醫的理論來解釋，此類腹瀉就沒那麼神秘了。

中醫認為，五更瀉主要是由於脾腎陽虛所致。腎陽虛衰，命門火衰，不能溫煦脾陽，脾失溫煦，運化失常。特別是到了五更時分，天就要亮了，陽氣就要騰升了，陰氣在這個時候「殊死一搏」，無論是大自然還是人體，都處於陽氣十分衰弱的時候，陰盛達到了極點，正是「夫雞鳴至平旦，天之陰，陰中之陽也。因陽氣當至而不至，虛邪得以留而不去」。脾腎陽虛，不能制水行水，水液下行，

就會導致腹瀉的發生，形成五更瀉。特別是在吃了生冷肥膩的食物或者受寒了之後，情況更是變得嚴重。

俗話說得好，「硬漢經不起三泡稀」，經年累月的五更瀉，會使整個人發虛，再強壯的身體也是受不住的。所以，一旦發現，千萬不要不在乎，要及時治療。

治療五更瀉，明代著名醫家薛己在《內科摘要》裏記載一方「四神丸」，是十分有名的方劑。四神丸有中成藥賣，如果想要藥性更純良一點，也可以自己在家做。用補骨脂12克（酒浸炒），吳茱萸3克（鹽水炒），肉豆蔻6克（麵裏煨），五味子9克（炒），將這四味藥物研為末，與大棗40克，生薑12克放在一起，加一碗水煎煮，等到水煮乾，棗爛，把薑撈出來，再把棗肉搗爛捏成丸，每次服用6～9克，飯前服用。

其實，這個方子是由二神丸和五味子散二方組合而成。補骨脂溫腎暖脾，具有止瀉的功效。明代繆希雍的《本草經疏》裏就講：「補骨脂，能暖水臟；陰中生陽，壯火益土之要藥也。」「水臟」就是腎，「壯火」也就是能溫腎陽，「土」為脾土，能夠達到健脾補腎之功效。吳茱萸性熱，味辛、苦，能夠起到溫中散寒、助陽止瀉的作用。肉豆蔻溫中澀腸，對付五更瀉這樣的虛瀉是很有效的。五味子酸斂固澀，跟溫胃散寒的生薑，補脾養胃的大棗，一起作為佐使，也有不可或缺的重要性。

如果五更瀉的情況沒那麼嚴重的話，可以用食療的方法來調理，選擇粥療是最好的，可以用荔枝山藥蓮子粥。取乾荔枝肉50克，山藥、蓮子各10克，大米50克，將所

有的食材全部放入鍋中一起煮粥即可。

方中荔枝有滋補作用，其果肉具有補脾益肝、溫中止痛的功效，行氣散結、袪寒止痛，可止腹瀉，是五更瀉患者的食療佳品。山藥更是眾所周知的補養食物，可健脾補肺、益胃補腎、固腎益精。《本草綱目》中講道，山藥能益腎氣、健脾胃，止瀉痢。蓮子能補脾止瀉，滋補腎元。把這方粥當成每天的晚餐飯，能夠有效地治療五更瀉。

另外，還有更簡單的法子，每天吃一點炒核桃仁。核桃的藥用價值很高，性溫、味甘，有健胃補腎的功效。清代陳士鐸的《本草新編》裏就有記載，核桃肉入腎經，更益腎火，實溫補命門之藥。

秋涼時節，人的身體受涼以後身體會出現各種各樣的毛病，都是很傷身體的，而五更瀉更是對身體有很大的傷害。所以，出現五更瀉，除了要積極採取適當的治療措施，還要注意保護好自己不要受涼。身體溫暖了，也就健康了。

節氣養生錦囊

乾薑紅糖水巧治五更瀉：乾薑10克，紅糖少量。將乾薑與適量清水同煮20分鐘，最後加入少量紅糖，煮至紅糖完全融化即可。每天早上、下午各飲1次。乾薑溫中散寒、回陽通脈；紅糖補血助脾。此品適合五更瀉伴四肢不溫者食用，但糖尿病患者不適宜加紅糖，可直接以乾薑水溫陽。

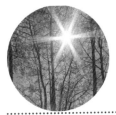

秋分

——調陰陽，護脾胃

《夜喜賀蘭山見訪》

——賈島

漏鐘仍夜淺，時節欲秋分。
泉聒棲松鶴，風除翳月雲。

養生細節提醒：

◎秋分過後，要防止寒涼之氣傷身，特別是秋雨過後應當及時增添衣服保暖，另外，夜間睡覺應當蓋好被子。

◎秋分不可亂補，忌無病進補，否則既增加開支，又會傷害身體，所以應當嚴遵醫囑。此外，進補還應適量，因為任何補藥過服都是有害的。

1 秋分晝夜等長，河蟹肥美勿多食

秋分，農曆二十四節氣中的第16個節氣，時間一般為每年的9月23日或24日，太陽達黃經180°時。秋分之「分」為「半」之意，《春秋繁露‧陰陽出入上下篇》中有記載：「秋分者，陰陽相半也，故晝夜均而寒暑平。」

「秋分」的含義有兩種：

一是太陽在這一天到達黃經180°，直射地球赤道，因此這一天24小時晝夜均分，各12小時，全球無極晝極夜現象；

二是按我國古代以立春、立夏、立秋、立冬為四季開始的季節劃分法，秋分日居秋季90天之中，平分了秋季。

古代將秋分分為三候：「一候雷始收聲，二候蟄蟲坏戶，三候水始涸。」古人認為，雷是因為陽氣盛而發聲，秋分後陰氣開始旺盛，所以不再打雷了。秋分時節，我國大部分地區已經進入涼爽的秋季，南下的冷空氣與逐漸衰減的暖濕空氣相遇，產生一次次的降水，氣溫也一次次地下降。

正如人們常說的那樣，到了「一場秋雨一場寒」的時候，但秋分之後的日降水量不會很大。

俗語有云：「秋分食蟹忙。」秋分前後螃蟹也開始膏肥肉滿，營養價值頗高，其蛋白質含量比豬肉、魚肉都要

高出好幾倍，而且含有豐富的鈣、磷、鐵以及維生素A等營養元素，很多人都非常喜愛螃蟹這一美味。但是，吃螃蟹一定要注意節制、不可貪食，因貪圖美味而吃出病的人不在少數，如急性腸胃炎、急性胰腺炎等。

螃蟹中含的蛋白質、蟹黃中的膽固醇都比較高，一次過量食用不利於人體消化吸收，所以一般人食蟹每次不應超過500克，一週內不應超過3次。

螃蟹首先要蒸熟煮透，徹底殺滅螃蟹內的細菌及各種寄生蟲；吃蟹時要除去蟹的腮、胃、心、腸等臟器，因為這些地方是有害物質最可能存在的位置。由於螃蟹性寒，蒸螃蟹時可在籠屜裏放幾片生薑以驅寒，吃的時候可蘸薑末中和螃蟹的寒性。體質虛寒者不宜多吃螃蟹，更不能與柿子、生梨等寒性水果同食。

特別需要注意的是，不吃已經死了的螃蟹。螃蟹臨死前和死亡後，其體內的組氨酸分解會產生組胺。組胺是一種對人體有毒的物質，而且螃蟹體內組胺的積累量會隨著其死亡時間的延長而增多，毒性也越大。更重要的是，即使螃蟹熟透了，組胺也不會被破壞。

那麼，如何挑選優質螃蟹呢？

看蟹殼，殼背呈黑綠色，帶有亮光，都為肉厚壯實；殼背呈黃色的，大多較瘦弱。看肚臍，肚臍凸出來的，一般都膏肥脂滿；凹進去的，大多膘體不足。

看蟹足，凡蟹足上絨毛叢生，都蟹足老健；而蟹足無絨毛，則體軟無力。

看活力，將螃蟹翻轉身來，腹部朝天，能迅速用蟹足

彈轉翻回的，活力強，可保存；不能翻回的，活力差，存放的時間不能長。

看雄雌，十月選雄蟹，母蟹吃黃、公蟹吃膏。挑母蟹可以看其圓形肚臍下面有幾層，一般有三層就很好吃，黃滿、油多；長到五層，黃就很硬了；挑公蟹，可以看其三角形肚臍上方左右的兩塊是否發黃，發黃一般就有膏了，如果發白，可能是空殼蟹，沒有膏。

節氣養生錦囊

秋分吃秋菜：秋菜是一種野莧菜，農村稱之為「秋碧蒿」。每逢秋分這天，嶺南地區，昔日四邑開平蒼城鎮的謝姓有個習俗——「秋分吃秋菜」。這一天，全村人都會去採摘秋菜，在田野間尋找嫩綠的、細細的、巴掌長短的秋菜，採回來後和家裏的魚片一起「滾燙」，名曰「秋湯」，有強身健體的食療功效。

2 秋分氣溫下降，養生先養脾胃

秋分時節天氣轉涼，脾胃容易因寒邪侵襲而出現不適症，進而影響食慾和身體其他機能的健康狀況。《黃帝內經》中稱胃為「水穀氣血之海」。人們日常吃過的食物，在經過口腔、食管之後，最後都要被胃容納。胃主要是受納腐熟穀，是水穀的氣血之海、精微之倉，胃能夠通降才是好的，與脾關係密切，通常所說的後天之本就是脾胃的

合稱。

胃與脾都在人體的中心位置，可胃是燥土屬陽，脾是濕土屬陰。秋季氣溫逐漸下降，機體脂肪的存在方式也開始改變，體內會出現一些影響胃的正常功能的脂肪酸，從而致使胃酸分泌增加，有痙攣性收縮的現象發生，胃的免疫功能會因這些現象而降低。

胃主受納，「受納」指對水穀進行接受和容納，秋季氣溫下降，若飲不當，胃病在這時發作與復發概率極高，胃腸道特別敏感於寒冷的刺激。如果防護失當，就會使腸胃道疾病被引發，或者會加重有舊疾的人的病情。因此，應當特別注意對胃進行養護。

脾胃的調養可以從下列幾個方面著手。

✲ 做好胃部保暖

秋季天氣轉涼，晝夜溫差有較大改變，那些慢性胃炎患者要格外注意對胃部進行保暖，適時添加衣物，夜晚要蓋好被子睡覺，避免因腹部受涼而引起胃痛或使舊病加重。

✲ 飲食宜軟、素、淡、鮮、溫

在秋季，患有胃病的人最好吃軟、素、淡、鮮、溫的食物，一定要定時定量，少量多次，保證胃中經常有食物中和胃酸，從而避免胃黏膜和潰瘍面被侵蝕而導致病情加重。患有胃病的人還要注意忌口，禁食過硬、過冷、過燙、過黏、過辣的食物，暴飲暴食更要禁止，忌菸酒。

此外，根據醫囑喝藥，飯後吃藥為宜，防止胃黏膜受到刺激而惡化病情。

❋ 保持愉悅的精神狀態

醫生認為，之所以會患發胃病、十二指腸潰瘍等症，和人的心態、情緒關係密切。月廿日大所以，也要講究心理衛生，使精神保持愉快，情緒保持穩定，防止受到不良情緒的刺激，如焦慮、惱怒、緊張等。同時，要保證勞逸適度，避免因疲勞過度阻礙胃病的恢復。

❋ 常鍛鍊，強健脾胃

胃腸有問題的人，要根據自己的體徵，適度加強體育鍛鍊，使人體抵抗力得到提高，使疾病的復發逐漸減少，使身心健康得到促進。

如果患有「老胃病」的人有上腹部疼痛、嘔吐、食後飽脹、噁心以及胃灼熱、呃逆、反酸等症狀的出現，必須馬上去醫院進行診治，以免誘發穿孔、食管潰瘍和上消化道出血等嚴重的併發症，防止危害身心健康。

節氣養生錦囊

胡椒豬肚湯健脾暖胃：新鮮豬肚1個，白胡椒15克。將胡椒打碎，放入洗好的豬肚內，用線扎緊豬肚切口，放入砂鍋內慢火煮至爛軟，湯中放入少許香菜調味，將豬肚撈起，棄肚內胡椒，食肉飲湯，鮮香可口。此湯有健脾溫中，和胃止痛的功效，適合脾胃寒症患者食用。

3 皮膚乾燥瘙癢，護肺才能治根本

秋分時節，氣溫下降，多風少雨，氣候變得乾燥，很多人都會感到皮膚變粗，甚至出現瘙癢。要解決這個問題，光靠塗護膚產品來潤膚是不夠的，正所謂「外病內治」，皮膚的毛病其實要靠養肺來調理。俗話說「秋季養好肺，冬季病不找」。這句話同樣適用於皮膚類疾病。從中醫的角度來說，肺主皮毛，因此一些皮膚問題實際上是受肺的影響的。

例如，皮膚出現粗糙、瘙癢等症狀，多半是衛氣或氣血不足，即肺宣發的功能無法正常運轉所導致。所以，把肺養好，由肺的宣發作用，將衛氣和氣血津液輸布全身，就能溫養肌膚皮毛，以維護其正常功能。

秋令與肺氣相應，秋天燥邪易傷肺，導致肺虛，所以由肺所主的很多皮膚病多在秋末冬初復發。五行之中的「肺氣」主導著皮膚的原動力，作為皮膚的一種屏障游走在皮膚表層。當肺氣不足時，人抵禦外邪的功能就會比較差，從而導致外邪侵入。如果環境潮濕、悶熱，肺氣不足的人就會多發濕疹、瘙癢症和季節性皮炎。

蕁麻疹這種慢性皮膚病讓不少人一到秋冬就很難受。蕁麻疹來得快，去得也快，讓人摸不著頭腦，可是瘙癢起來真要命。很多人都奇怪，為什麼這些皮膚病偏偏找上自己呢？這其實也跟肺有關。中醫學認為，蕁麻疹是肺部出

現問題而引起的皮膚疾患。肺主皮毛，意思是說，皮毛的功能是受肺氣支配的，如果你的肺出現毛病，皮毛和外面通達就不好。我們體內的風邪無處可瀉，只好東一下、西一下地在皮膚裏走竄，蕁麻疹因此形成。所以說，得蕁麻疹的人多數肺不納氣，氣虛不足。正因為無法固表，所以被風邪侵體。

秋季是夏冬兩季的過渡季節，冬天的嚴重乾燥更容易使慢性皮膚病多發，如果在秋季做好防護，能防止這些病進一步加重。而且到了秋季，這些皮膚病就開始顯現一些端倪。

秋季護膚最首要的任務就是要潤肺。在日常生活中，多煲些冰糖、銀耳、雪梨、蓮子、山藥、茅根等糖水，這些糖水有很好的潤肺效果。不過，人在炎熱的夏季容易傷脾胃，所以在秋季潤肺的同時也應該健脾，在熬湯的時候加些山藥、蓮子，也是很好的健脾食療方法。

解決秋季皮膚瘙癢，可從肺部功能失調入手，但也要分清疾病類型。一般可分為三類：

一是風熱型，由感冒發熱引起，病毒破壞組織，導致皮膚瘙癢；

二是濕熱型，如喜歡吃冰涼食物，導致濕熱下行，引發腿部瘙癢，可用些清熱祛濕的藥物；

三是皮膚閉塞不通，致使津液無路外泄，積聚濕氣而導致的瘙癢。

秋天除了要多喝水，還宜多喝粥、豆漿，多吃蘿蔔、蓮藕、荸薺、梨、蜂蜜等潤肺生津、養陰清燥的食物。特

別是梨，有生津止渴、止咳化痰、清熱降火、養血生肌、潤肺清燥等功能。

　　要儘量少吃或不吃辣椒、蔥、薑、蒜、胡椒等燥熱之品，少吃油炸、肥膩食物，以防加重秋燥症狀。如果出現了皮膚瘙癢症狀，用香菜泡酒塗抹，可很快止癢。

　　此外，皮膚乾燥也與皮膚的失水有關，皮膚水分的缺乏又與皮膚表面的皮脂膜有關，皮膚表面的皮脂膜猶如一件「外衣」，可以阻止皮膚水分的蒸發，使皮膚保持滋潤。老年人的皮膚萎縮變薄，皮脂腺及汗腺分泌機能減退，使得皮膚表面的脂質等保濕因子減少，皮膚自然就顯得乾燥，加上秋冬季節本身氣候乾燥，可加劇水分的流失，進一步擾亂表皮的脂質平衡，這樣一來乾燥就不可避免了。

　　應對秋季皮膚乾燥，我們的第一要務就是給肌膚補水，秋季皮膚乾燥，最常見的症狀就是起皮、皮膚瘙癢，這些症狀都可以由補水來解決，不管喝水還是吸入水蒸氣，或者是由保濕護膚品給肌膚補水，都是很好的選擇，所以應對秋季皮膚乾燥，一定要記得時刻給肌膚注入水分。此時不妨選擇一些油性的護膚品來補水保濕。一層薄薄的油脂，就像一道隔離牆，可以將水分和空氣隔離開，讓我們的皮膚痛痛快快地喝個夠。

節氣養生錦囊

　　按摩迎香、合谷，改善皮膚乾燥：按摩迎香、合谷穴能改善面部肌膚乾燥的問題，這兩個穴位是面部美容大

穴，經常按摩，能改善面部循環，讓人擁有健康好氣色。

4 燥咳怎麼辦，清走燥熱肺安穩

　　秋季氣候比較乾燥，不但皮膚緊繃、易起皮，喉嚨也容易因為天氣原因出現一系列的不適症。秋季多風少雨，空氣難免乾燥，而燥烈之氣侵害人體，要經過呼吸，肺主呼吸，燥氣傷害身體，肺臟自然首當其衝。肺為「華蓋」，像一把很華麗的大傘遮蓋保護著其他臟腑，把外界的刺激一併扛了下來。而肺為嬌臟，喜潤惡燥，燥氣侵肺，對肺的傷害很大。肺又主司呼吸，燥氣傷肺，反而影響到它主司呼吸的功能，呼吸不暢，表現出來的就是咳嗽。正是「燥金司令，所起之風，全是一團燥烈之氣，乾而不潤……凡有身熱咳嗽……無不起於乾燥。」

　　《紅樓夢》中的林黛玉是個眾所周知的病美人兒。賈寶玉一見林妹妹，就誇讚不已，那是「病如西子勝三分」，雖說是個嬌弱的身子，卻比西施還要美。第四十五回中有相關的描寫：「黛玉每歲至春分秋分之後，必犯嗽疾，今秋又遇賈母高興，多遊玩了兩次，未免過勞了神，近日又復嗽起來，覺得比往常又重。」到最後，嬌弱的林妹妹又是在秋季咯血而亡。不難發現，每到秋涼時節，咳嗽的人明顯增多，咳嗽與秋季有著密切的聯繫。

　　當然，引發咳嗽的原因比較多，有寒咳、熱咳、風咳、痰咳、陰虛咳、氣虛咳、陽虛咳等，而秋天咳嗽，大

多為燥咳。要把燥咳與其他咳嗽區分也很簡單，燥咳通常有痰少、聲啞、咽痛、煩渴、大便秘澀、肌膚枯燥等症狀的出現。一旦出現燥咳，要及時治療，否則時間一長，很可能引發支氣管炎、支氣管哮喘這一類的呼吸系統疾病。

羅漢果柿餅湯治療燥咳的效果就很好。取羅漢果30克，柿餅15克，一起放入鍋中，加適量的水煎煮一刻鐘左右，去渣取汁，放到溫熱的時候服用即可。

羅漢果被人們譽為「神仙果」。中醫認為，羅漢果味甘性涼，歸肺、大腸經，能清熱止咳、利咽喉、潤腸，對肺燥咳嗽以及百日咳、急性氣管炎、肺熱咳嗽都很有療效。

柿餅是備受大家喜愛的養肺食品，有清熱潤肺，生津止渴的功效，《本草綱目》就有「柿乃脾、肺血分之果也」之說。尤其是柿餅上的柿霜，更是治療燥咳的不可多得之物。《本草綱目》中說：「柿霜，乃柿精液，入肺病上焦藥尤佳。」《醫學衷中參西錄》也有記載：「柿霜入肺，而甘涼滑潤。其甘也，能益肺氣；其涼也，能清肺熱；其滑也，能利肺痰；其潤也，能滋肺燥。」所以，燥咳的時候，喝點羅漢果柿餅湯，能達到事半功倍的效果。

跟羅漢果一樣，生長在南方的青果也是治療燥咳的良藥。取青果15克，生蘿蔔150克，將兩者切成塊，一起放入鍋中加適量的水煎煮一刻鐘左右，喝湯吃果。早在清代，名醫王士雄的《王氏醫案》中就有這個方子，叫作「青龍白虎湯」。

青果被人們稱為是「天堂之果」，也正好是秋分過後

成熟，是這個時候的應季果實，可清熱利咽。青果善於清肝火，防止肝火上蒸肺部；白蘿蔔是白色的，白色入肺，最善於祛除肺部的燥熱。二者合用，消除滯留在經絡的痰，使臟腑清和，達到治療咳嗽的效果。肺為嬌臟，需要我們溫柔地呵護，幫助它遠離秋燥。如此一來，肺自然就安穩下來，不折騰了，咳嗽也就好了。

節氣養生錦囊

甘蔗除燥法：買來幾段新鮮的甘蔗，把外皮削去，切成小段，放在榨汁機裏榨汁過濾。可以直接喝甘蔗汁，也可以用來煮粥。取 50 克粳米煮粥，等到粥快熟的時候，加入甘蔗汁煮到熟即可，還可以加適量蜂蜜，味道和功效都會更好。甘蔗入肺經，具有清熱、生津、下氣、潤燥、補肺等作用，對治療燥咳有很明顯的功效。

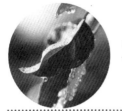

寒露

——防燥邪，益肺胃

《池上》

——白居易

裊裊涼風動，淒淒寒露零。
蘭衰花始白，荷破葉猶青。

養生細節提醒：

◎預防「秋燥」，可以適當吃些辛、酸、甘潤或者有降肺氣功效的果蔬，尤其是白蘿蔔。

◎適當增加耐寒訓練，進而提高免疫能力和耐寒能力。

◎根據天氣變化增減衣物，以「不挨凍、不出汗」為度，特別是要注意「秋凍」，上衣可以稍微少穿點，但是絕對不能凍腿腳。

◎俗話說：「寒露不露腳。」所以，女性、體弱的老年人和兒童不應再穿涼鞋，防止受到寒冷刺激。為了避免寒從腳下生，宜穿保暖性比較好的鞋襪，晚上還可以用溫水泡腳。

1 寒露別露腳，常練五禽戲

　　二十四節氣中的寒露在每年的10月8日左右，這時太陽到達黃經195°。寒者露之氣，先白而後寒，這句話的意思是天氣逐漸轉冷。

　　《月令七十二候集解》中有記載：「九月節，露氣寒冷，將凝結也。」寒露正處於寒熱交替之間，氣溫變化很快，溫度會驟降，因此當地人都說「白露身不露，寒露腳不露」。

　　寒露三候為：「一候鴻雁來賓；二候雀入大水為蛤；三候菊有黃華。」此節氣中鴻雁排成一字或人字形的隊列大舉南遷。二候中的「大水」指的是大海，古時傳說海邊的蛤貝類，是由三種雀鳥潛入水中變成的。

　　深秋天寒，雀鳥都不見了，古人看到海邊突然出現很多蛤蜊，並且貝殼的條紋及顏色與雀鳥很相似，所以便以為是雀鳥變成的。第三候的「菊有黃華」是說在此時菊花已普遍開放。

　　民間有句諺語「白露不露身，寒露不露腳」，意思是說，白露時節不要赤膊，寒露時節就不要光腳，做好足部保暖。尤其是老年人、兒童和體質虛弱者，更要穿上保暖性好的鞋襪，腳踝也不要裸露在外。養成每天用熱水泡腳的好習慣，因為腳在身體的遠端，血液供應較少，熱水泡腳可以擴張血管，改善腳部血液循環和組織營養，提高機

體免疫力。還能緩解腿部酸困，有助於睡眠。最主要的是腳上的穴位非常多，經常用熱水泡腳能促進經氣運動，具有非常好的養生效果。

平時還可以做一些有氧運動促進身體血液循環，強身健體，比如五禽戲。

五禽戲又稱「五禽操」「五禽氣功」「百步汗戲」等，據傳是由東漢醫學家華佗編創的。五禽戲是我國民間廣為流傳的，也是流傳時間最長的健身方法之一，其健身效果被歷代養生家稱贊，據傳華佗的徒弟吳普因長年習練此法而活到百歲高齡。

五禽戲由五種動作組成，分別是虎戲、鹿戲、熊戲、猿戲和鳥戲，每種動作都模仿了相應的動物的動作。

✿熊戲

身體自然站立，兩腳平行分開與肩同寬，雙臂自然下垂，兩眼平視前方。先右腿屈膝，身體微向右轉，同時右肩向前下晃動、右臂亦隨之下沉。左肩則向外舒展，左臂微屈上提，然後左腿屈膝，其餘動作與右側相反。如此反覆晃動，次數不限。

✿虎戲

左腳向左前方斜進一步，右腳隨之跟進半步，重心坐於右腿，左腳掌虛步點地，同時兩拳沿胸部上抬，拳心向後，抬至胸口前兩拳相對翻轉變掌向前伸出，高與胸齊，掌心向前，兩掌虎口相對，眼看左手。

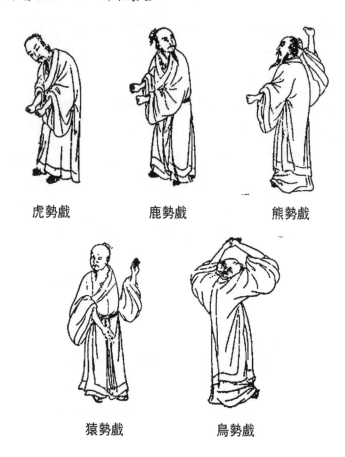

虎勢戲　　　　鹿勢戲　　　　熊勢戲

猿勢戲　　　　鳥勢戲

❋ 猿戲

右腳向前輕靈邁出，左腳隨至右腳內踝處，腳掌虛步點地，同時右手沿胸前向前如取物樣探出，將達終點時，手掌撮攏成勾手，左手同時收至左肋下。

❋ 鹿戲

右腿屈膝，身體後坐，左腿前伸，左膝微屈，左腳虛

踏；左手前伸，左臂微屈，左手掌心向右，右手置於左肘內側，右手掌心向左。

✻ 鶴　戲

右腳前進與左腳相併，兩臂自側方下落，掌心向下，同時下蹲，兩臂在膝下相交，掌心向上，隨之深呼氣。

五禽戲是一種外動內靜、動中求靜、剛柔相濟、內外兼練的仿生功法，與中國的太極拳、日本的柔道相似。鍛鍊時要注意全身放鬆、意守丹田、呼吸均勻，做到外形和神氣都要像五禽。

五禽戲不僅使人體的肌肉和關節得以舒展，而且有益於提高心肺功能，改善心肌供氧，促進組織器官的正常發育。作為我國最早的具有完整功法的仿生醫療健身體操，五禽戲也是歷代宮廷重視的體育運動之一。

其實，五禽戲的動作簡單易學，尤其適合秋季練習，大家不妨試試。

節氣養生錦囊

調理肺氣小運動：在床上平躺，閉眼，使呼吸保持自然。手掌在咽喉處交替相疊，呼氣時按壓著向內、向下推到胸口，手隨之向下滑到胃部，反覆9遍；隨後，稍分五指，由胸口處向斜上方將手掌推至肩部，再橫向由心口處推向腋下，再向斜下方由心口處推向肋骨邊緣位置，最後根據上述方法對右側肺部進行推壓。

2 九九重陽節，茱萸、菊花保安康

寒露過後，很快就是重陽節。重陽節在農曆九月九日這一天，九九與「久久」同音，九在數字中又是最大數，有長久、長壽的寓意。因此，人們對這個節日歷來有著特殊的感情，而且一直延續到今天。重陽佳節，歷來有很多慶祝方式，登高、插茱萸、賞菊、喝菊花酒，等等。然而，很多人不知道的是，這些老祖宗流傳下來的節日文化內容，還能夠起到很好的養生作用。

登高自古以來就是重陽節中最重要的習俗。西漢《長安志》記載，長安近郊有一小高臺，每年重陽，登上高臺觀景的人數不勝數，故宮至今還保留著清代皇帝登高的假山。過去的人們登高的目的大多是消災祈福。就現在來說，登高對身體也是非常好的。

登高有明顯的調攝情志的作用。九九重陽正值深秋，風輕雲淡，天高氣爽，層林盡染，多彩的景致，令人賞心悅目，心曠神怡。這樣的日子裏，與家人、朋友一起登高，觀賞大自然的綺麗風光，能使人心胸豁達、身心舒暢。登臨高處，靜觀雲霞，遠眺河山，會有一種超然物外的感覺。還有什麼樣的景象比這更好呢？難怪詩仙李白會在重陽登高時詩興大發，寫下「九日天氣晴，登高無秋雲，造化闢山岳，了然楚漢分」這樣意境高遠的詩句來。

在登高過程中，人的心跳和血液循環加快，肺活量及

肺血流量明顯增加，人體各組織和器官都能得到很好的鍛鍊，可以增強人的體質。有神經衰弱、慢性胃炎、高血壓、糖尿病等慢性病的患者，在藥物治療的同時，配合適量的登高鍛鍊，可以在一定程度上提高治療的效果。

登高之時，人們往往會在頭上插茱萸或是佩戴茱萸在身上辟邪，所以它還被稱為「辟邪翁」。《風土記》記載：「九月九日折茱萸以插頭上，辟除惡氣而禦初寒。」茱萸又有吳茱萸和山茱萸之分，都是有名的中藥材，吳茱萸散寒止痛、和胃止嘔，山茱萸補益肝腎、收斂固澀。在重陽佳節佩戴辟邪之餘，還可以運用到日常生活中來。

根據《食鑒本草》記載，如果出現肝胃不和所致的嘔吐吞酸，或者脾胃虛寒所致的脘腹冷痛，可以熬吳茱萸粥來喝。取吳茱萸2克，大米50克，生薑3片，蔥白2莖。將吳茱萸擇淨，研為細末；薑蔥洗淨，切細。先將大米淘淨後放入鍋中，加適量清水煮粥，等到粥快熟的時候倒入吳茱萸粉、蔥薑攪勻，煮沸後再攪拌，再煮沸即可服用。每天1劑，連續3～5天。尤其對止痛和止嘔有很好的療效。

如果出現肝腎不足引起的頭暈目眩、腰膝酸軟、虛汗不止、耳鳴耳聾、記憶下降、遺精、遺尿、崩漏帶下等，就可用山茱萸來治療。取山茱萸15克，大米100克，白糖適量。將山茱萸洗淨，大米淘淨，二者一同放入鍋中，加清水適量煮，等到粥快要熟的時候，調入白糖攪勻，煮沸後再攪拌，再煮沸即可食用，每天1劑。能夠起到補益肝腎、澀精斂汗等效果，對肝腎不足引起的各類症候有很好

的緩解作用。

　　說完茱萸，再來說菊花。中國人自古以來就愛菊花，還把它稱為「延壽客」。《抱朴子》中就記載了河南南陽山中人家因飲了遍生菊花的甘谷水而延年益壽的事。秋日菊花開得正好，在萬花雕零的季節，還能有這樣嬌媚的花朵映入眼簾，是一件極為賞心悅目的事。

　　日常生活中，在忙碌之餘，為自己泡上一杯菊花茶，讓濃郁的花香趕走疲憊，同時還能起到清心、明目、降壓的作用，何樂而不為呢？

　　當然，飲菊花酒是一件更為愜意的事情，對身體也是極好的。正如《西京雜記》中記載：「九月九日，佩茱萸，飲菊花酒，云令人長壽。」所以，菊花酒又稱為「長壽酒」。菊花酒由菊花加糯米、酒麴而成，味清涼甜美，有養肝明目、降血壓、健腦、安腸胃、輕身減肥、延緩衰老等功效。陶淵明的「往燕無遺影，來雁有餘聲，酒能袪百病，菊解制頹齡」，便是稱贊了菊花酒的袪病延年作用。

節氣養生錦囊

重陽糕不宜多食：每到重陽節，晚輩們總會給長輩買一塊重陽糕。重陽糕是一種高碳水化合物、高脂肪、低蛋白的食物，空腹食用後，會促使胃酸分泌過多，引起泛酸，甚至有胃灼熱等情況出現，尤其是胃病患者，更易誘使發病。

　　在製作重陽糕時，通常會放入較多的糖甚至豬油，常

用的材料是不易消化的糯米，所以重陽糕不能多食。

3 寒露葡萄正熟時，美味多汁保健康

　　秋天來臨，葡萄又開始在市場上活躍起來。葡萄汁多味美，酸甜可口，老少皆宜，深受人們喜愛。葡萄原產西亞，據說是漢朝張騫出使西域時由中亞經絲綢之路帶回來的，在我國已有2000多年的歷史。葡萄不僅是我國的果中之珍，還名列世界四大水果之首。人在經歷了一個夏天後，體內聚集了大量毒素，到了秋季，適當吃一些葡萄，有助於排除體內毒素、消除內熱，對大腦也有很好的補益作用。

　　中醫學認為，葡萄性平味甘酸，入脾、肺、腎三經，有補氣血、益肝腎、生津液、強筋骨、止咳除煩、補益氣血、通利小便的功效，可用於脾虛氣弱、氣短乏力、水腫、小便不利等病症的輔助治療。我國歷代藥典對葡萄的利尿、清血的作用和對胃弱、痛風等病的功效均有論述。如《神農本草經》中就有記載：「葡萄味甘平，主筋骨濕痹，益氣，增力強志，令人肥健，耐饑，忍風寒。久食，輕身不老延年。」

　　葡萄所含的微量元素硼可助更年期婦女維持血漿中的雌激素，有利於人體吸收鈣質，預防骨質疏鬆。其所含的天然聚合苯酚能與病毒或細菌的蛋白質化合，使其失去傳染疾病的能力。葡萄還含有豐富的鞣花酸，這是一種非常

有效的抗癌化合物。葡萄中所含的類黃酮是一種強力抗氧化劑，可抗衰老，並可清除體內自由基。葡萄還富含維生素及礦物質等多種營養成分，糖分的含量尤其高，容易被人體直接吸收。所以，當人體出現低血糖時，及時飲用葡萄汁，就能迅速緩解。

法國科學家研究發現，相比阿司匹林，葡萄阻止血栓形成的效果更好，同時還能降低人體血清膽固醇水平和血小板的凝聚力，對預防心腦血管病很有幫助。美國科研人員也發現，葡萄中還含有一種名為「白藜蘆醇」的化合物，具有較強的抗癌作用，可以防止健康細胞癌變，同時阻止癌細胞擴散。器官移植手術患者飲葡萄汁，可以減少排異反應，促進身體早日康復。

胃氣虛弱、胃陰不足的老年人或患有慢性胃炎，胃口不好的人，每次飯前嚼食葡萄乾6～9克，既能開胃口，又可補虛弱；胃虛嘔吐的患者，取葡萄汁1小杯，加生薑汁少許，調勻喝下，有止吐的功效；聲音嘶啞的患者，取葡萄汁與甘蔗汁各一杯混勻，慢慢咽下，每日數次，也有一定的輔助治療作用。

高血壓患者，可取葡萄汁與芹菜汁各1杯混勻，用開水送服，每日2～3次，連服15日為1個療程。

市場上的葡萄顏色各異，因品種不同，有白、青、紅、褐、紫、黑等不同果色。中醫養生專家指出，除了葡萄共有的營養以外，不同顏色的葡萄也各有其營養特點。紫葡萄富含花青素，可以美容抗衰老；黑葡萄滋陰養腎，養髮烏髮的功效更為突出；紅色的葡萄富含逆轉酶，可軟

化血管，活血化瘀，防止血栓形成，是心血管疾病患者理想的食療佳品，最好連皮一起吃；綠葡萄善清熱解毒；白葡萄具有補肺氣、潤肺的功效，很適合咳嗽、患呼吸系統疾病的人食用。

葡萄除了鮮食，還可以做成葡萄乾、釀造葡萄酒。葡萄乾含糖、鐵較多，更適合兒童、婦女及體弱貧血者作為補品食用，也常被用於製作各種蛋糕、點心，而且由於除去了水分，營養素含量更加豐富，甚至比葡萄還要高出幾倍。

葡萄還可以經過發酵製成葡萄酒，全世界80%的葡萄都用於釀酒。白蘭地就是用葡萄釀造的。葡萄酒是一種低度飲料，含有十幾種氨基酸和豐富的維生素B_{12}、維生素P，更具有味甘、性溫、色美、善「醉」、易醒、滋補、養人等特點，經常少量飲用，有舒筋活血、開胃健脾、助消化、提神等功效。葡萄酒以色紅者為優，每天酌量飲用，可降低冠心病的死亡率。這是因為葡萄酒在增加血漿中高密度脂蛋白的同時，還能減少低密度脂蛋白的含量，保持動脈彈性，進而減少動脈硬化脆裂的可能。

節氣養生錦囊

胃寒的人要慎食葡萄：葡萄性偏涼，所以胃寒的人一次不要吃太多。另外，由於葡萄含糖很高，所以糖尿病患者吃的時候也應特別注意，不能過量。孕婦在孕期要提防糖尿病，因此孕婦食用葡萄也應適量。食用葡萄後，應間隔4小時以上再吃水產品，以免葡萄中的鞣酸與水產品中

的鈣質反應，形成人體難以吸收的物質，影響身體健康。

④ 秋燥傷人易上火，謹防口唇病

秋季天氣乾燥，風沙大，很多人都會出現嘴角出血、口唇乾裂等症狀，不但會影響正常的吃飯、說笑，甚至會誘發口角炎。再加上現代人的生活習慣和飲食不健康，很容易「上火」，人體各個器官不協調也容易「上火」，醫學上稱之為應激性疾病。一般人在上火之前並不會有明顯症狀，但是上火之後會有心跳加速、口唇乾裂、全身燥熱、心緒不寧的表現，人體的正常飲食會受到嚴重的口瘡、咽喉腫痛等症狀的影響。

口角炎，即上火引發的一種口唇疾病，俗稱「爛嘴角」，會出現口角皸裂、起疱、潮紅等症狀。秋季時，此病的發病率非常高，上火是發生口角炎的內因，外在原因通常是氣候和飲食不調。口角炎發生最主要的原因就是缺乏新鮮果蔬，一旦減少了從膳食中攝取的維生素，或吃肉太多導致上火，就容易出現維生素B缺乏型口角炎。自然界中氣候乾燥，此時會導致口角、口唇周圍皮膚黏膜乾裂，周邊病菌乘虛而入，最終誘發感染，導致口角炎的發生。生活習慣不好也會導致口唇在乾燥的季節乾裂，很多人喜歡用舌頭去舔嘴唇，更容易導致口角乾裂。孩子吮吸手指、吃零食等不良習慣也容易誘發口角炎。

要想讓「上火」及其引發的口唇疾病得以避免，一定

要做好起居有常，作息有規律，不熬夜，進餐定時定量，千萬不要因為誤了飯點就不吃了，也不要因為一時的美味佳餚合自己口味而暴飲暴食。平時適當吃些「清火」食物，比如黃瓜、柚子、綠茶、新鮮綠葉蔬菜等。注意均衡飲食，加強營養，多吃富含維生素B的食物，包括禽蛋、瘦肉、動物肝臟、豆製品、胡蘿蔔、牛奶、新鮮綠葉蔬菜等。此外，平時還可以喝一些夏桑菊沖劑、金菊沖劑等清涼沖劑清火。

日常生活中，還要注意調節情志，做到心態平和，防止由於刺激到情緒而「上火」，如果不幸得了口角炎，可以到醫院請醫生針對病情開藥膏塗抹，或者口服複合維生素B。「上火」的時候注意避免吃辛辣刺激性食物、抽菸、喝酒、熬夜，一定要控制好口腔衛生，勤漱口，多喝水，對面部皮膚進行保養，吃完東西及時漱口、擦嘴。

烹調的過程中，也要儘量避免維生素的流失，淘米的次數不要過多，臨下鍋前再切蔬菜，炒菜的過程中可以在鍋裏加些醋。

節氣養生錦囊

深秋防霧：深秋時節，大霧天氣在所難免，這種陰霾天氣可能會對心臟、呼吸道產生負面影響，甚至會傷肺。平時習慣晨練的人，遇到有霧氣的早晨最好在室內進行鍛鍊；外出的時候，遇到霧天也要做好防護。

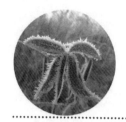

霜降

——調脾胃，因腎氣

《詩經》

——白居易

蒹葭蒼蒼，白露為霜。所謂伊人，在水一方。
溯洄從之，道阻且長。溯游從之，宛在水中央。
蒹葭萋萋，白露未晞。所謂伊人，在水之湄。
溯洄從之，道阻且躋。溯游從之，宛在水中坻。

養生細節提醒：

◎霜降前後，氣候驟然變冷，慢性胃病、「老寒腿」等疾病高發。特別是有胃病、胃潰瘍病史等消化系統疾病者，應當注意護胃，一定要遵循醫囑，避免服用對胃腸黏膜刺激較大的食物或藥物。另外，女性朋友要特別注意腳部保暖，不宜再穿船鞋，可以穿靴子。

◎深秋時節，最宜登山賞紅葉，外出的時候注意做好保暖，護好膝關節，必要的時候應戴上護膝。

◎堅持每天晚上用熱水泡腳，不但能驅寒，還能健腦。

1 霜降宜進補，健脾補胃為先決

霜降是秋季的最後一個節氣，在每年10月23～24日，太陽到達黃經210°。這時，黃河流域一般出現初霜。

《逸周書·周月》中說，「秋三月中氣：處暑、秋分、霜降」。《月令七十二候集解》說霜降「九月中，氣肅而凝，露結為霜矣」。

古代將霜降分為三候：「一候豺乃祭獸；二候草木黃落；三候蜇蟲咸俯。」霜降節氣含有天氣漸冷、開始降霜的意思。霜降是秋季到冬季的過渡節氣。因夜晚地面散熱很多，溫度驟然下降到0攝氏度以下，空氣中的水蒸氣在地面或植物上直接凝結，形成細微的冰針，有的成為六角形的霜花，色白且結構疏鬆。緯度偏南的南方地區，平均氣溫多在16攝氏度左右，離初霜日期還有三個節氣。在華南南部河谷地帶，則要到隆冬時節，才能見霜。

當然，即使在緯度相同的地方，由於海拔高度和地形不同，貼地層空氣的溫度和濕度有差異，初霜期和霜日數也就會不一樣。霜降時節，涼爽的秋風吹到花城廣州。東北北部、內蒙古自治區東部和西北大部平均氣溫已在0攝氏度以下。

民間有句俗語「補冬不如補霜降」，可見霜降進補的重要性。霜降進補，過去的人講究吃羊肉、兔肉。據史料記載，明朝皇帝在重陽節要到兔兒山登高賞秋，飲菊花

酒，同時還要吃迎霜兔肉。在民間，也有「煲羊肉」「煲羊頭」的習俗。還提倡選擇一些潤燥滋陰的食物進補，比如百合、木耳、梨、杏仁、甘蔗、蜂蜜等，或是收斂陽氣的山楂、五味子、柿醋等酸味食物。

從中醫養生的角度來講，深秋霜降進補，最重要的是健脾補胃。因為這個時候的進補屬於「打底補」，相當於打地基，身體的基礎牢固了，冬補的效果才好，所以才會有「一年補透透，不如補霜降」之說。基礎的重點在脾胃，脾胃是後天之本，氣血生化之源。冬季進補能不能高效，關鍵在於脾胃「受補」與否。如果不先把脾胃養好，冬季大量進補後承受不了，就會出現腹脹、消化不良甚至拉肚子等現象。

深秋是胃病的多發與復發季節，原因就在於深秋天地間陽氣漸退，陰寒漸生，胃病患者體內的寒氣不易外散，加上外界寒冷的侵襲，就容易發生胃痛、胃脹、呃逆、不思飲食等症狀。所以，霜降補脾胃更是極其重要的。

補脾健胃的食物很多，如山藥、芡實、大豆、鯽魚、薏米、扁豆、大棗等。要說起進補的全面和神奇的功效，要數「四神湯」。在北方，很多人不知道這道湯的妙處。而在臺灣和閩南，卻是人人稱道的，普通人家也常用「四神湯」當菜湯。

《臺灣風物誌》中記載：「臺灣人很重視食補，有飲四神（臣）湯等俗。」在臺灣和閩南，家中孩子在15歲生日，父母都要準備好美味的「四神雞湯」來作為「成人禮物」。

　　所謂「四神」指的是茯苓、淮山藥、蓮子和芡實，與豬小腸一起燉，就是「四神湯」。

　　取豬小腸250克，薏仁、蓮子各30克，芡實20克，茯苓10克，麵粉100克，米酒15毫升。將豬小腸洗淨，去除內壁多餘的油脂，再放入麵粉中反覆抓洗，去除表面的黏液，放入沸水中汆煮2分鐘，隨後撈出再用流動冷水沖洗。

　　鍋中重新加入清水，大火燒沸後將豬小腸倒入鍋中煮10分鐘，熄火加蓋燜15分鐘，取出稍稍放涼，切成小段。將薏仁、蓮子、芡實和茯苓洗淨後放入鍋中，倒入約1000毫升清水大火燒沸，再放入豬小腸，用小火熬30分鐘，加入米酒和其他適當的調味品即可，趁熱食用。

　　此方中的「四神」都有補益脾陰、厚實腸胃的功能，可以治療消化不良、容易拉肚子，能吃不長肉、長不胖的人，且價格不貴，是增肥食療佳品。加入豬肚一起煲，更有幫助消化之效。

節氣養生錦囊

健脾養胃功效的栗子、花生：栗子被稱為「乾果之王」，性溫、味甘平，入脾、胃、腎經，最是養胃健脾，還能補腎強筋、活血止血。正如《名醫別錄》所說：「栗子主益氣，厚腸胃，補腎氣，令人忍饑。」《本草綱目》記載，花生能「悅脾和胃」，《藥性考》也有「食用花生養胃醒脾，滑腸潤燥」的說法。所以，在胃病高發的霜降時節，吃點花生是非常好的。

② 冷熱適中，調理亞健康正當時

霜降到來，就說明秋季即將結束，冬季即將來臨，此時天氣冷熱正合適，正是調節機體「亞健康」狀態的最佳時機。霜降可以承上啟下，「呈上」是指由年初至此時，在以往三季中機體內部紊亂的各系統功能進行調理，進而恢復機體的最佳狀態；「啟下」是指調理好身體時，身體抗病能力會有所提高，可以對冬季呼吸道和其他傳染疾病進行預防。所以，想對亞健康狀態進行調理，最佳的時間就是霜降。長時間超負荷工作，違反自然規律，機體就會出現亞健康狀態，亞健康就相當於身體壓力過大的時候發出的警報。無論是生活、工作還是學習，都要根據中醫養生防病的方法去做，幫助身體恢復最佳的狀態。

❊ 堅持散步，放鬆大腦

調理亞健康最好的運動就是散步。散步可以幫助消化，輔助治療慢性胃炎，提高心肺功能，降低血壓，防止腳的退化，還可以讓人睡眠好、工作效率高、精力充沛。可以按照個人體質對步行的距離進行選擇，通常以3～5公里為宜，晨起或晚飯後都可以。

❊ 飲食起居，定時定點

人生活的自然規律是日出而作，日落而息，所以應起

居有常。可依據個人體質選擇睡眠時間，但要保證充足的睡眠。一日三餐要正常，不要隨意打亂吃飯時間。中醫認為應「順應四時」，生活規律能讓機體各個系統功能比較正常，對消化吸收營養有利，使人工作時精力充沛。

現代人經常外出就餐，極易導致無規律飲食，可能誘發糖尿病、高血壓和肥胖等疾病，喝酒過多會導致脂肪肝，不加節制甚至會轉變成酒精性肝硬化。

在家中吃飯，要根據自己的需求，使飲食葷素搭配，食量適度，營養合理。

✳ 保暖加溫，防寒邪入侵

霜降時節，天氣開始變冷，所以要注意天氣變化，尤其是要注重保暖，及時增加衣物，以防寒邪入侵，還要注意不能赤腳，防止「寒從足生」。

雙腳離心臟最遠，血液供應較少，再加上腳的脂肪層很薄，尤其容易受到冷刺激的影響。腳部受涼，很容易引起上呼吸道黏膜毛細血管收縮，導致抵抗力下降。呼吸道對冷空氣的刺激也是非常敏感的，驟然降溫會使得呼吸器官抵抗力下降，病邪乘虛而入，輕則引起外感咳嗽，重則使氣管炎或支氣管哮喘、哮喘性支氣管炎發作。

寒露時節氣候多變，會導致早、午、晚及室內外溫差較大，易使人傷風感冒，還會引起扁桃體炎、氣管炎、肺炎等。慢性氣管炎、哮喘病人，症狀也會加重。因此，要養成睡前用熱水泡腳的習慣，促進腳部血液循環，減少夏至酸痛的發生，緩解或消除一天的疲勞。

❋ 七情有度，保持好心態

中醫認為，喜、怒、憂、思、悲、恐、驚七情能夠致病，如喜傷心、憂思傷脾、怒傷肝等，這些都是情緒太過所導致。目前因為都市生活節奏太快，精神高度緊張，生活、工作壓力太大，時間久了，情緒會起伏多變，使人容易出現亞健康狀態。保持良好心態，就是用樂觀的心態面對所有的事情，不要長時間過度勞累，要講究方法適時地進行放鬆，如與朋友聊天、散步或逛商場等，學會休息與自我減壓。面對問題要換位思考，多想好的方面，既要善於思考，也要善於傾訴。

節氣養生錦囊

按揉球後穴和胃舒腸：用食指指腹對球後穴（位於面部，當眶下緣外1/4與內3/4交界處）進行按揉，時間為1分鐘，以產生輕微的脹痛感為度。按摩球後穴，可以調整小腸機能，有利於小腸的吸收。

❸ 終止秋凍，謹防「寒包火」

俗話說得好，「春捂秋凍，不生雜病」。的確，秋天氣候開始轉涼時，衣服不要穿得太多，捂得太嚴，對於提高機體抗寒能力是有一定幫助的。但是進入深秋之後，就要格外小心秋凍了。

　　特別是秋冬交接之時，應隨時注意自己的行為。因為秋冬之交時，人體陽氣漸收，自然界生機閉藏潛伏，天寒地凍。所謂「一場秋雨一場寒」，時常有強冷空氣侵襲，氣溫驟降更是常有的事。若不注意防護，身體就會發生一些不良反應。所以，此時不要再一味強求秋凍，不但不利於養生，往往還會適得其反。

　　所謂「寒包火」，大多因身體本來有熱，又感受寒邪發生，症狀呈現寒熱並見。寒氣通過口、鼻、肌膚侵犯人體，稍不小心就會出現頭痛、無汗、鼻塞、流涕、周身酸痛等感冒症狀。由於寒邪束縛了體表，體內原本蓄積的火熱不能向體外宣散，就如同被體表的寒邪「包裹」起來，積在體內而呈現身體高燒不退的現象。這種內有蘊熱、外受寒邪所引起的外感病，中醫形象地稱之為「寒包火」。

　　「寒包火」的發病特點是突然發病，表現為惡寒、發熱，部分患者可有高熱、頭痛、周身關節肌肉酸痛，咽部乾痛，咳嗽少痰，舌紅苔黃等症狀。這種感冒不屬於流行性感冒，但也會在公共環境中相互傳染。

　　很多感冒患者在出現發熱症狀時，總是習慣性地按常規療法服用退燒藥。實際上，盲目服用退燒藥，屬於不治本先治標的方法，服藥後患者本就容易出汗，再一見風，反而會造成病情惡性循環。還有人用辛涼解表藥來治療，這在中醫看來更為不妥，拿涼藥治熱病，會造成寒氣更重，治療更麻煩。

　　用對付風寒或者風熱感冒的藥物治療寒包火型感冒，非但無效，有時還會加重病情。而我們常用的西藥，多為

中樞調節、解熱鎮痛的藥物，此類藥物也屬於散寒解表的感冒藥，往往是服藥後退燒了，但幾小時後體溫又升了起來。正確的做法是以疏風散寒、清熱化痰的藥物為主。

寒包火患者平時要多喝水、多休息，注意避風避寒。飲食上以清淡為主，多吃蔬菜水果，忌食辛辣、油膩、油炸類助濕生痰的食品。多喝一些豆漿、豆粥、米粥，對於保護胃氣、增強人體正氣大有益處。

此外，日常飲用的茶水對這場突如其來的感冒也有神奇療效。蘿蔔具有順氣之功效、薑具有溫經散寒的作用，而橘子皮可以健脾和胃、芳香化氣，將三者放在一起煮水後飲用，不但能有助於藥物更好地發揮療效，還能起到預防感冒的作用。

對付「寒包火」，防風通聖丸非常有效，該藥是解表通裏、清熱解毒的良藥，適用於外寒內熱，表裏俱實，惡寒壯熱，頭痛咽乾，小便短赤，大便秘結，風疹濕瘡等症。

方中的麻黃、荊芥穗、防風、薄荷疏風解表，可使外邪從汗而解；石膏、黃芩、連翹、桔梗清熱瀉火解毒，可散肺胃之熱；大黃、芒硝瀉熱通便，滑石、梔子清熱利濕，可使裏熱從二便分消；當歸、白芍、川芎養血和血；白朮健脾燥濕；甘草益氣和中，調和諸藥。諸藥合用，汗下清利四法俱備。又配伍益氣養血、護衛正氣之藥，使汗不傷正，下不傷裏，共奏解表通裏，清熱解毒之功。

不過得了寒包火型感冒之後，最好還是讓醫生根據您的具體情況開方，用此方也要嚴遵醫囑。

節氣養生錦囊

咳嗽就按列缺穴：列缺穴是肺經的穴位，主治疾病為傷風、頭痛、項強、咳嗽、氣喘、咽喉腫痛、口眼歪斜、牙痛。此穴位於前臂橈側緣，橈骨莖突上方，腕橫紋上1.5寸處，用大拇指按揉1分鐘即可。

4 悲秋情緒來，中藥配伍調精神

自古以來就有「傷春悲秋」的說法，秋天是抑鬱症的高發期，霜降前後，萬物雕零，人容易產生悲涼淒寂的感覺。

現代醫學研究證明，人體大腦底部有一種叫「松果體」的腺體，能分泌「褪黑素」，這種激素可以促進睡眠，但是分泌過盛容易讓人抑鬱，氣溫的變化對其分泌會產生間接影響，特別是在冷熱交替的換季時節。

從中醫的角度來說，人體的五臟六腑、七情六欲和五行學說、四季變化存在著密切的關係，以五行學說中「金、木、水、火、土」的「金」為例：五臟之中，肺屬金；七情之中，「悲」屬金；四季之中，「秋」屬金。所以，在秋季，尤其是秋雨連綿的日子裏，人們除了容易「秋燥」，有時也容易產生傷感的情緒。

中藥擅長調整情志，對症選用中藥配伍泡茶飲用，會取得事半功倍的效果。下面幾種配方就可以簡單有效地調

理情志問題。

❀ 地骨皮＋桑白皮

人生氣時容易導致氣滯，氣滯容易導致激素分泌紊亂，而使皮膚長出色斑，讓你顏面憔悴、雙眼浮腫、皺紋多生。相關研究顯示，當女性在情緒低落時，一般藥物對色斑的治療都顯得不盡如人意。這時可選用地骨皮、桑白皮各3克，泡水代茶飲服，具有開肺氣、順肝氣的作用，而且還有美白肌膚的作用。

❀ 柴胡＋黃芩

黃芩味苦、性寒；歸肺、膽、脾、小腸經，有清熱燥濕解毒、涼血安胎的功效。這一配伍取自小柴胡湯，柴胡泄半表半裏之外邪，黃芩泄半表半裏之裏邪，二者相配能解少陽邪熱，用於少陽半表半裏之證；柴胡長於解鬱，黃芩善泄熱，二者相配可以疏理肝膽氣機，又可以清泄內蘊濕熱。

❀ 柴胡＋薄荷

這個配伍取自逍遙散，柴胡升散解鬱，薄荷涼散疏肝，二者配伍，疏肝解鬱，可以治療肝氣鬱滯之證。

❀ 柴胡＋青皮

青皮味苦，性辛溫、歸肝、膽、胃經，有疏肝破氣、消積化滯的功效。在這個配伍中，柴胡疏肝解鬱而升，青

皮破氣、疏肝，二者相配，一升一降，暢達氣機，有疏肝理氣的功效。

❈柴胡＋白芍

這個配伍取自四逆散，柴胡疏肝解鬱，白芍養肝斂陰，一散一斂，有疏肝和血止痛的功效；白芍配柴胡能防止柴胡過於疏散。

❈川楝子＋醋延胡索

人生氣時易傷胃氣，使人不思飲食，久之必致胃腸消化功能紊亂。生氣使胃腸中的血流量減少，胃腸蠕動減慢，食慾變差，嚴重時會引起胃潰瘍。此時，可用川楝子、醋延胡索各5克，煎湯代茶飲，不但可以理胃氣，而且具有改善胃腸道血液循環的作用，可增強胃腸道蠕動，改善食慾。

節氣養生錦囊

霜降吃柿子：柿子的最佳成熟期就是霜降前後，此時的柿子個兒大，皮薄，汁甜，已經達到了最佳的食用狀態。柿子不但有澀腸、潤肺、止血、和胃的功效，還能補虛、解酒、止咳、利腸、除熱、止血，有非常高的營養價值。

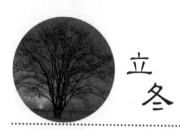

立冬

——斂陰氣，護陽氣

《立冬》
——李白

凍筆新詩懶寫，寒爐美酒時溫。

醉看墨花月白，恍疑雪滿前村。

養生細節提醒：

◎起居宜早睡晚起，特別是老年人，如果時間允許，最好等到太陽升起，陽氣升發的時候再起床。

◎穿衣服要注意不能穿得太多，也不能穿得太少。風濕病、關節炎患者製作冬衣的時候可以在肩胛、膝蓋等關節部位用棉層或皮毛加厚。胃潰瘍、哮喘、氣管炎患者最好再多穿一件背心。

◎冬天進補應當以滋補、溫補為主，切忌「大補」和盲目藥補，飲食上應當選擇利於保腎、性溫的食物，如核桃、黑芝麻、枸杞子、羊肉等，以溫補腎陽。

◎天冷的時候，人的四肢比較僵硬、活動受限。所以，運動前一定要先做熱身活動，如伸展肢體、拍打全身肌肉、腹式呼吸、慢跑、輕器械的適量練習，等到身體微微出汗後再開始運動。

1 冬主萬物收藏，斂陰護陽由此開始

每年的11月7或8日為立冬節氣。在立冬時節，太陽已經到達黃經225°。北半球所得到的太陽輻射量越來越少。在古代，民間習慣把立冬作為冬季的開始。

《月令七十二候集解》中把「冬」解釋為「冬，終也，萬物收藏也」。作物全部收曬完畢收藏入庫，日照開始變短，光照逐漸減弱，天寒地坼，草木凋零，萬物活動趨向休止，動物也藏起來開始冬眠。大自然的陰氣極盛，陽氣潛藏起來了。天人相應，人也應該順應自然界「冬藏」的規律，起居飲食都要注意養陰藏陽。所謂「冬三月，此謂閉藏，水冰地坼，無擾乎陽」，說的就是這個道理。

立冬的到來，表明秋季農作物已經全部收曬完畢，儲藏到庫裏面了，代表著冬天的來臨，也含有萬物收藏、規避寒冷之意。

在起居方面，講究早睡晚起，達到收藏陽氣的目的。現在人們的作息往往十分混亂，很多人要到凌晨一兩點才睡，覺得晚上十一二點睡就已經很早了。那麼，究竟什麼

時候睡覺才算是早睡呢？一更天也就是戌時，即晚上7點到9點入睡，才算是早睡。而所謂「晚起」，也並不是像現在很多人那樣睡到日上三竿甚至臨近中午才起。

所謂「早臥晚起，以待日光」，晚起，只不過是不要在太陽出來之前起床，等到太陽出來，差不多六七點的樣子，就該起床了。

早睡，目的在於保存陽氣。冬天天氣寒冷，夜晚寒氣特別重，睡覺最能保護陽氣內藏而不外泄。如果大半夜還在外面活動，就會損傷陽氣，對身體不利。冬天太陽升起得晚，即使天亮了，屋外也還是寒氣逼人。如果起床太早，受到寒邪的侵襲，就會擾動身體的陽氣，不利於「冬藏」。只有等到太陽升起，大自然的陽氣中和了陰寒之氣，這時起床活動對身體才好。但是，又不能起得太晚，因為起得太晚，陽氣就會轉為濁氣，讓人處於混沌狀態，不清不明。很多人周末睡懶覺睡到上午十一二點，起來以後反而昏昏沉沉，原因就在於此。

在生活中還要注意防寒，在溫暖全身的同時，特別要注意背部和足部的保暖。背部是足太陽膀胱經循行的主要部位，足太陽膀胱經主一身之表，具有防禦外邪的作用，一旦受寒，就會損傷人體陽氣，人就容易生病。背部保暖，最簡單的辦法就是穿一件貼身的背心，棉的或者羽絨的都有很好的保暖作用。「寒從腳底生」，雙腳是離心臟最遠的地方，脂肪薄，保暖能力差，血液供給不足，最容易受寒，特別要注意保暖。平常要注意穿保暖的鞋襪，還可以做一些踩腳、原地踏步等足部運動，晚上用熱水泡腳

後再睡覺，有利於雙腳的保暖。

在這樣寒冷的天氣裏，適當運動好處多多，不僅能夠增加熱量的產生，還能調節體溫。但必須注意的是，立冬之後，運動也要適可而止，切不可像夏天那樣大汗淋漓。因為汗出肌膚腠理大張，陽氣容易外泄，反而對身體不好。

立冬過後天氣寒涼，飲食要溫補。正如《飲膳正要》中所講：「冬氣寒，宜食黍以熱性治其寒。」多食羊肉、牛肉、桂圓、胡桃肉、核桃、栗子、大棗、山藥、木耳等，以抵禦寒冷。反過來說，就是少吃生冷的食物，如螃蟹、海蝦、西瓜、葡萄。但是，也不要過於燥熱，要有的放矢地食用一些滋陰潛陽的食物。

立冬開始，人的精神也要保持內藏的狀態。保持精神安靜，想辦法控制自己的情緒。遇事節怒，寵辱不驚。即使心中有壓抑，也要採取適當的辦法發泄，做到心態平和。

如此一來，陽氣得以內藏。人體有了足夠的陽氣，抵禦外邪的能力也增加了，自然能安安穩穩過冬。

節氣養生錦囊

大白菜含水量豐富，高達95%，冬季天氣乾燥，多吃白菜能滋陰潤燥、護膚養顏。白菜中豐富的膳食纖維能促進胃腸蠕動，減少糞便在體內存留的時間，幫助消化和排泄，進而減輕肝腎負擔，防止多重胃病的發生。白菜中豐富的鈉有助於機體排水，還能減輕心臟負擔。

② 冬吃蘿蔔夏吃薑，不用醫生開藥方

民間素有「冬吃蘿蔔夏吃薑」的說法，乍一聽，還真讓人難以理解。夏天本來就煩悶炎熱，而薑也是熱性的，卻要吃薑；冬天嚴寒冷酷，應該補氣血，而蘿蔔是泄氣的，卻要吃蘿蔔。難道這其中有什麼玄機？我們從中醫角度來理解。

《黃帝內經·四氣調神大論》裏詳細講解了春夏秋冬四季對應人體內陰陽氣血的變化規律——「春生夏長秋收冬藏」，冬三月是「閉藏」的時節，萬物凋零不再生長了，人體的氣血也都藏到身體內部了。尤其是生活在北方的人都知道，過去的老百姓都有「貓冬」的習俗，冬天外面天寒地凍，再下上幾場雪，老百姓無事可幹，就都「貓」在熱炕頭上過寒冬。

但是「貓」久了會怎麼樣呢？對此，醫聖張仲景在《傷寒論》中就給出了答案：「十一月之時，陽氣在裏，胃中煩熱」。11月就是我們常說的「冬至月」，我們都知道冬至這一天夜最長、晝最短，所以古人說冬至是一年中陰氣最盛的時候，從這一天就開始進入數九嚴寒。此時身體外面陰氣最盛，但身體內部反而是陽氣最旺的時候，再加上大家冬天都會進補，吃過多溫熱補益的食物，所以易導致胃中煩熱。

中醫認為，蘿蔔是涼性的，明代著名醫家李時珍也在

《本草綱目》裏說蘿蔔有「下氣、消穀和中、去邪熱氣」的功效，所以正好能解胃中煩熱。

冬天氣候乾燥，天氣寒冷，人們習慣進補，都不愛出門，會讓人的陽氣匯到裏面，形成一種內熱的格局，從而出現口乾舌燥，或者咳嗽。蘿蔔主要有生津液，降氣消痰的作用，使人吃了以後，不僅能通氣，而且還能潤燥。「熱者寒之，寒者熱之」，在中醫學上，這是用藥或者食物的偏性來調理，來糾正人體出現的另一偏性。「冬吃蘿蔔夏吃薑」就是利用了這兩種食品的寒熱性，來進行陰陽調理。

冬吃蘿蔔還能寬中下氣，這對於老年人特別重要，老年人容易出現消化不良，此時只能透過大量排濁氣，也就是放屁來排濁，而蘿蔔恰恰在這個方面有所幫助，所以多吃蘿蔔的人，也會減少便秘的次數，這跟紅薯的作用相類似。

冬吃蘿蔔還能起到消積導滯的作用，不但能夠增強消化能力，而且能夠幫助人體及時地排解掉體內的垃圾。蘿蔔中含有的芥子油和大量粗纖維，都可以促進腸蠕動，防止便秘，減少大腸中毒素的積聚，有利於預防大腸癌。蘿蔔中的維生素Ａ和維生素Ｃ都很豐富，加之含有澱粉酶，有利於致癌物質亞硝胺的分解。

現代研究還發現，蘿蔔中含有豐富的木質素，這種木質素可明顯抑制腫瘤生長，並能使巨噬細胞活性增加。冬天吃蘿蔔既能夠調節機體功能平衡，又體現了中醫「治未病」的智慧。

節氣養生錦囊

胡蘿蔔、白蘿蔔不宜同食：要想更好地發揮助消化、抗癌的食療功效，最好生吃白蘿蔔；而胡蘿蔔則恰恰相反，只有用油炒熟食，裏面的β－胡蘿蔔素才可以轉化為維生素A，預防夜盲症。

③ 立冬運動鍛鍊，冬泳益處多多

自古以來，人們對立冬的重視程度就高於其他節氣，到了立冬這天，很多地區都會吃餃子，還有些地區要舉行多種多樣的慶祝活動。比較有意思的是，喜歡冬泳的人們就會用冬泳這種方式迎接冬季的到來。無論是南方還是北方，冬泳都是人們喜愛的一種鍛鍊方式，冬泳有強身健體、抗衰延壽的作用，其主要益處如下。

❋ 增強心血管功能

人體受到冷水刺激後，全身的血液循環和新陳代謝大大加強。人的皮膚受到冷水的刺激，皮膚血管急劇收縮，大量血液被吸入內臟器官及深部組織，使內臟重要臟器的血管擴張。機體為了抗冷，皮膚血管很快又擴張，因而大量的血液又從內臟流向體表。這樣有特點地一張一縮，使血管得到了鍛鍊，增強了血管的彈性。因此，冬泳有利於防治心血管疾病，在堅持常年進行冬泳鍛鍊的人中，患動

脈硬化、高血壓之類疾病的極其罕見。

✿ 保證重要器官的供氧量

冷水的刺激使人體外周血管關閉，更多地保證了重要的臟器，如心臟、腦、肝臟、脾臟的供血增加，讓更多的氧氣被及時地輸送到大腦細胞中，有利於消除神經系統的疲勞。人體接觸冷水後會急促吸氣，呼吸暫停片刻後轉為深呼氣，然後恢復均勻而深長有力的呼吸，這種呼吸能使肺組織的彈性大大提高，吸進更多的氧氣，呼出更多的二氧化碳，呼吸系統的功能也得到了加強。

冷水的刺激能改善人體消化系統的功能，由於呼吸加深，膈肌升降幅度加大，從而加快腹腔的血循環，加強胃腸蠕動，並對鄰近器官起一定的按摩作用。

✿ 促進肌膚血液循環

堅持冬泳的人皮膚紅潤有光澤，富有彈性。因為皮膚受到冷水刺激後，皮膚血管強力收縮，皮下脂肪增厚，血液循環旺盛，營養充分。

✿ 增強運動耐力

冬泳可以讓肌肉纖維增多變粗，增強肌力，讓運動的耐力、速度、靈敏性都得到提高。

✿ 緩解情緒緊張

在一定程度上，冬泳可以緩解人的緊張情緒，而且能

減輕一些病痛。在冬泳過程中，人體為抵禦寒冷產生的大量激素，特別是腎上腺素會使冬泳者精神振奮，身心得以放鬆。此外，進行冬泳鍛鍊還會減輕風濕病患者的疼痛，並能增強人體承受其他病痛的能力，而且冬泳在某種程度上還可消除一些炎症。

節氣養生錦囊

不宜冬泳的人群：患有比較嚴重的高血壓、心臟病、腎炎、肝炎、胃潰瘍等疾病的人；患有中耳炎的人需防止水進入耳內不容易排出，引起中耳穿孔，不建議冬泳；16歲以下與70歲以上人群不適宜冬泳；患傳染性皮膚病及其他傳染性疾病的人不適合冬泳；精神不健全的患者因缺乏自控能力，也不適宜冬泳。

4 後背曬一曬，雙腳分一分

進入冬季，很多人的工作會變得繁忙起來，精神緊張導致睡眠品質下降，早晨起床會發現自己的眼泡有點腫，這通常是陽氣不足的表現。應對這種亞健康狀況，最簡單的方法就是曬太陽。

冬季裏，寒邪猖狂，容易威脅人體健康。從中醫的角度來說，寒為陰邪，容易傷及陽氣，人體的陽氣如同天上的太陽，滋養萬物。沒有陽氣，人體就會失去新陳代謝的活力，體質也會越來越弱，變得越來越怕冷。人也會逐漸

變得沉悶、膽怯。

如果你發現自己有拖延的毛病時，就要提早注意，很可能是因為你體內的陽氣不足。冬季應當注意封藏，以養護陽氣。人和大自然之氣相通，適當曬太陽是非常好的補益身體的方法。冬季的自然規律是陰盛陽衰，因此多曬太陽能強壯陽氣、溫通經絡。體內陽氣充足，內心的陰霾也就會被驅散，心情舒暢，病邪自然不復存在。

不過，曬太陽要掌握一定的方法。古人認為，頭為諸陽之會，不宜直接對著太陽，防止陽氣過旺，因此，曬後背最合適。《老老恆言》上有記載：「背日光而坐，脊樑得有微暖，能使遍體和暢。日為太陽之精，其光壯人陽氣。」

每天背對著陽光，之後閉上眼睛做幾十個腹式呼吸，此為入冬補陽第一大法，這樣曬一個立冬節氣之後，你就會發現身體的疲勞感消失，白天精力十足，夜間的睡眠品質也非常好。

立冬時節，陽氣初生，火力方微，應當順應體內陽氣之潛藏調理肝腎。沒事的時候可以練習分雙腳，有強骨補腎的作用。

【具體操作法】坐姿，雙腿伸直，雙腳分開，將腳尖回勾，雙手抓住腳趾，讓身體慢慢下壓，堅持片刻後恢復自然狀態。

每天做這個小動作幾次，就能輕鬆補益肝腎。

大腿內側走肝、腎經，肝藏血，腎藏精，做雙腿分開下壓的動作可以拉伸肝、腎經，補益肝腎。而且腳底處有

一橫一豎兩根「地筋」，一個養肝，一個養腎，肝腎一起鍛鍊，才可以協調一致，此動作能同時鍛鍊肝腎功能。

每天早晨鍛鍊幾分鐘，精力充沛，一整天都會精神飽滿。晚上鍛鍊幾分鐘，有助於提高睡眠品質，輕鬆入眠。長期堅持，能明顯增強肝、腎功能，進而護肝護腎。而且還要注意，做此動作的時候不必刻意要求身體緊貼在大腿上，只要感覺腿後大筋有拉伸感即可。鍛鍊的時候不要過於用力，否則經絡會感到不適，只有身體自覺舒適才能起到補益的作用。

節氣養生錦囊

適當通風更健康：隆冬臘月，為了驅寒保暖，人們往往喜歡緊閉門窗。冬季緊閉門窗的做法雖然保住了室內的溫度，但卻使室內的空氣品質急劇下降，從而使人失掉了另一樣對健康最重要的東西，即良好的空氣品質。適當通風可以保持空氣品質，有利於人體健康。

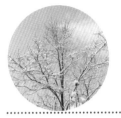

小雪

——養神氣，防內火

《白雪歌送武判官歸京》
——岑參

北風捲地白草折，胡天八月即飛雪。
忽如一夜春風來，千樹萬樹梨花開。

養生細節提醒：

◎雪後氣溫會下降，需要做好禦寒保暖，防止感冒的發生。

◎小雪時節，外出機會減少，人們悶在家中很容易情緒低落。此時應注意精神調養，多聽音樂、曬太陽，以調節心情。

◎儘量減少夜生活，按時作息。

◎冬季是藏精的大好時機，性生活不宜過頻，宜收斂。

◎室內有暖氣，外面寒冷，人們穿得嚴實，體內的熱氣散發不出去，就很容易上火。很多人會感到口乾鼻燥，此時可以喝點白菜豆腐湯、羊肉白蘿蔔湯等。

① 小雪時節日照少，當心抑鬱來敲門

　　小雪時值公曆 11 月 22 日前後，這時太陽到達黃經
240°。此時因氣溫急劇下降而開始降雪，但還不到大雪紛
飛的時節，所以叫小雪。小雪前後，黃河流域開始降雪
（南方降雪還要晚兩個節氣）；而北方已進入封凍季節。
「荷盡已無擎雨蓋，菊殘猶有傲霜枝」，這時已呈初冬景
象。

　　小雪三候為：「一候虹藏不見；二候天氣騰，地氣
降；三候閉塞成冬。」這就是說，此時由於不再有雨，彩
虹也不會再出現。由於天空中的陽氣上升，地中的陰氣下
降，導致天地不通，陰陽不交，所以萬物失去生機，天地
閉塞而轉入嚴寒的冬天。

　　小雪節氣前後天氣常陰冷，此時人們的心情也會受到
影響，特別是抑鬱症患者，在日照減少的情況下更易加重
病情，這裏著重分析一下在光照少的日子裏，抑鬱症患者
應該學會如何調養自己。

　　喜、怒、憂、思、悲、恐、驚七情變化屬正常的生理
現象，並不會致病。只有在突然、強烈或長期持久的刺激
下，才會影響到人體的正常生理，使臟腑氣血功能發生紊
亂，導致疾病的發生。正如「怒傷肝、喜傷心、思傷脾、
憂傷肺、恐傷腎」，說明人的精神狀態反映和體現了人的
精神心理活動，而精神心理活動的健康與否直接影響著精

神疾病的發生、發展。

中醫認為，非正常的精神活動與抑鬱症的關係十分密切，把抑鬱症的病因歸結為七情所致不無道理，那麼調神養性對抑鬱症患者就顯得格外重要。

比如《素問・上古天真論》曰：「虛邪賊風，避之有時，恬淡虛無，真氣從之，精神內守，病安從來？」又如《素問・生氣通天論》云：「清靜則肉腠閉拒，雖有大風苛毒，弗之能害，此因時之序也。」古人從內外兩個方面說明：對外，要順應自然界變化和避免邪氣的侵襲；對內，要謹守虛無，心神寧靜。這也是「靜者壽，躁者夭」的最好說明。

閑暇時可以泡一杯疏肝解鬱的藥茶來喝。正如《千金要方・食治》中所說：「食能袪邪而安臟腑，悅神，爽志，以資氣血。」用玫瑰花、茉莉花、素馨花、佛手花各3克，加適量的熱水沖泡，頻頻飲用，每天1劑。

玫瑰花味甘微苦、藥性溫和，最明顯的功效就是解鬱，被稱為「解鬱聖藥」，舒發體內鬱氣，起到鎮靜、安撫、抗抑鬱的功效。茉莉花也具有平肝解鬱的功效，素馨花有理氣的功效，佛手花疏肝理氣。這四種花加在一起，相輔相成，相得益彰，緩解抑鬱情緒的效果很好，冬季有抑鬱情緒的朋友不妨一用。

再者，寒冷的冬季，大家都習慣窩在家裏，懶得出門與朋友小聚。怎麼辦呢？可以把自己的興趣愛好拾起來，看書、寫字、養花、下棋等，無一不可。

有人說，這些我都不喜歡。那麼，上網找找喜劇片來

看，或是陪家人聽聽相聲，都是好的。正如清代醫學家吳尚所說：「七情之病，看花解悶，聽曲消愁，有勝於服藥者也。」

總的來說，解決冬季抑鬱的問題，心態很重要。要是整天想著自己的不開心，那就很可能越來越不開心，要是想些適合的辦法來調節不開心，終將走出抑鬱的小情緒。即使是在寒冬，也能讓心情如春光般明媚。

節氣養生錦囊

季節性情緒失調要警惕：睡眠增加但白天仍感到困倦；焦躁、疲勞或精力下降；性慾減退；注意力難以集中；思維不清晰；食慾增加引起體重增加，特別是甜食和碳水化合物攝入過多。

若這些症狀沒有持續兩週以上，可能是暫時性的情緒低落或者疲勞表徵，可以由加強鍛鍊、增強社交、多曬太陽等手段加以改善；如果每天大部分時間如此，並且持續兩週以上，則最好儘早前往心理、精神專科就診或是尋求專業的心理輔導。

② 小雪時節多吃黑，反季果蔬要慎食

小雪時節，天氣乾燥，溫度較低，人體受寒氣侵襲，此時選擇一些黑色的食物最為適宜。因為過多的熱性食物容易導致上火，所以飲食調理上更要注意滋補肝腎、清瀉

內火和保養肌膚。此時適當吃點黑色食物，不僅可以補養腎氣，抵抗寒冷，而且能夠潤肺生津，具有很好的保健功能。

黑色食品能增強體質，預防疾病，延緩衰老，又能暖身暖胃，最適合用來製作初冬季節的養生粥。

黑米是滋補佳品，有開胃益中、健脾暖肝、明目活血、滑澀補精等作用，可治少年白髮，也可供孕婦、產婦補虛養身。

黑芝麻有養膚、補血、明目、補肝腎、袪風、潤腸、生津、通乳、養髮等功效。現代飲食科學研究發現，由於其富含不飽和脂肪酸、維生素E和鈣，故有助於降低膽固醇，防治高血壓。

另外，維生素E對皮膚也很有好處。黑豆富含人體所必需的氨基酸、不飽和脂肪酸、鈣、磷等，常食可排膿拔毒，消腫止痛，對防治高血壓、高血脂、心臟病大有裨益，還能防老抗衰。

黑木耳可改善貧血，降低血液黏稠度，預防腦血栓和心肌梗塞。海帶、紫菜含有豐富的褐藻膠、碘、鈣等成分，有助於軟化血管，促進甲狀腺素的合成與分泌，提高機體抗病能力。

此外，黑色的魚類也屬於黑色食物。例如，泥鰍味甘性平，有暖中益氣、清利小便、解毒收痔之功效；鱔魚味甘性溫，具有補虛損、除風濕、強筋骨的功效；鯉魚味甘性平，具有利水、消腫、下氣、通乳等功效。

可見，黑色食物的確都是補肝益腎的好選擇，冬季多

食用，對於那些陽氣不足的體弱者、老年人、婦女、兒童十分有益，可增強他們的抗寒能力。冬季除了可以多吃黑色食物，還要注意少吃反季果蔬。

過去，人們一到了冬天，餐桌上就只有蘿蔔、白菜等幾種常見的蔬菜。而現在，隨著大棚技術的廣泛推廣，即使是雪花飄飄的冬天，茄子、番茄、黃瓜等本來夏天才能夠吃到的蔬菜也是隨處可見。反季節蔬菜大大豐富了人們的餐桌，深受人們的歡迎和喜愛。在盡情暢享舌尖上的美味時，你有沒有想過，反季節蔬菜正在潛移默化地傷害著我們的身體。

正所謂「一方水土養一方人」，你在什麼地方居住，就要按照這個地方的基本環境和氣候去調養自己。食物只有在不同環境中，才能發揮自己屬性的最大作用。我們吃的每一種蔬菜和每一種穀類，只有到那個時令，到那種最飽滿狀態的時候，才是最佳的。為什麼這麼說呢？

大棚培養出來的蔬菜存在以下幾點問題。農藥殘留過多、有機磷殘留過多、轉基因、植物激素的應用等，都存在健康隱患。所以，從科學的角度上說，吃反季蔬菜對人體健康的弊端還是很多的。

中醫同樣不提倡吃反季蔬菜。食物和藥物一要講究「氣」，二要講究「味」。《黃帝內經》中有一句名言叫作「司歲備物」，就是說要遵循大自然的陰陽氣化採備藥物、食物。這樣的藥物、食物得天地之精氣，氣味醇厚，營養價值才高，所以我們應該順應節氣，吃節氣菜，儘量少吃反季節蔬菜。

　　動植物在一定的生長週期內成熟，含的氣味才夠。違背自然生長規律的菜，違背了春生夏長秋收冬藏的寒熱消長規律，會導致食品寒熱不調、氣味混亂，成為所謂的「形似菜」。沒有時令的氣質，是徒有其形而無其質。

　　孔子曾說：「不時，不食」，說的也是這個道理，翻譯成白話文的意思就是，不符合節氣的菜，儘量別吃。此外，反季蔬菜還存在著以下隱患：大棚蔬菜容易積累農藥；運輸時間長，營養損失多；營養及口感略遜一籌等。

　　所以，冬天裏，不要為了貪一時的口舌之快，頓頓吃反季節蔬菜，而應該多吃蘿蔔、白菜這些應季的蔬菜，既健康又營養，應當把它們當作我們餐桌上的常客。

節氣養生錦囊

　　拍打肘窩去肺火：拍打肘窩可以排除心肺火氣和毒素，肘窩是個經絡密集的地方，分別有肺經、心包經、心經三條經絡通過，因此按揉這個部位能排除心肺的火氣和毒素。

　　如果咽喉腫痛，痰黃氣喘，咳嗽咯血，心煩心熱，口腔潰瘍，失眠多夢等，可以搓紅手掌，在肘窩處連續拍打5～10分鐘。

❸ 風濕病捲土重來，當祛除風濕寒邪

　　小雪節氣到來，真正的嚴寒來臨，風濕病的發作也更加頻繁。天冷不注意保暖，是風濕病發作的一個重要因素。

　　得了風濕病的人，明顯能夠感覺到，在嚴寒的天氣裏病情會加重，全身疼得厲害，有的晚上連覺都睡不好。小雪來臨，我國的絕大部分地區都已經進入冬季了。冬季嚴寒，到處都陰寒冰冷，這對於風濕病人來說無疑是一件十分痛苦的事情。所以，進入小雪，如何對付風濕病就成了必須解決的問題。而要解決風濕病的問題，首先得明白風濕病到底是什麼。

　　風濕病，學名叫作風濕性關節痛。表現為受寒以後髖、膝關節或雙下肢有冰冷感，並有肢體、關節、肌肉的疼痛、腫脹，嚴重的會出現麻木、屈伸不利等。由於類風濕往往也有相似的表現，所以很多人分不清這兩種疾病，甚至將二者混為一談。而這兩者有實質上的差別，不可混淆。最簡單的分辨方法，從外觀看，風濕病初期不腫，後期關節不變形；類風濕初期手指、足趾小關節呈現對稱性腫脹，後期關節變形。

　　《黃帝內經》中就說：「風雨熱寒，不得虛，邪不能獨傷人也。」如果本身素體虛弱或是勞累過度，導致體內氣血不足，腠理空疏，要是再遇上久居寒冷潮濕的地方，

或者冒雨涉水，風寒濕邪就會乘機侵入人體，注於經絡，留於關節，導致氣血運行不暢，從而出現關節疼痛、局部腫脹、彎曲不利等，形成風濕病。正如《濟生方》所講：「（痹症）皆因體虛，腠理空疏，受風寒濕氣而成痹也。」

風濕病屬寒痹症，不累及心臟、不破壞骨質，用祛風散寒、活血化瘀的法子就可以治癒。那麼，具體怎麼治療呢？在古代，誰要是得了風濕病，大夫就讓其脫去衣服坐在土坑中，用熱水從患者頭上淋澆，等到患者渾身發熱冒汗，就用竹蓋子將土坑蓋上，讓患者在裏面發汗，以達到治癒風濕病的目的。因為熱水可以痛經活絡，能把風濕之邪經由汗水發散出來。

現在，這樣古老的辦法用得少了。我們可以以其他外治法來治療。

用椒艾湯薰洗患處，能達到較好的療效。取花椒、艾葉、土茯苓各20克，川烏、草烏、防風、追地風、路路通、威靈仙、紅花、細辛各10克。將所有藥物放入鍋中，加水3000毫升，煎煮30分鐘，去渣取汁，倒入盆中，薰洗患部。每次半小時，每天2次，一劑藥可用兩天。注意，薰洗後要注意保暖，避免寒涼、風吹。

方中都是祛風除濕、溫經通絡、散寒止痛的藥材，用來治療風濕病是再好不過了，一般連用一週左右，就可以收到可觀的療效。

除了外治，內調也能達到良好的治療效果。用食療，取桂枝10克、蔥白2根，生薑3片，大米100克。桂枝洗

淨後放入鍋中，加入適量清水浸泡10分鐘左右，加適量水煎取汁。把大米倒入桂枝湯中煮粥，快熟的時候加入蔥白和薑片，再煮一會兒即可。粥一定要趁熱吃，涼了以後效果會大打折扣。

方中桂枝辛甘，具有發汗助陽、溫經通絡、散寒止痛的功效，與生薑同用，更是溫經散寒，對於經絡、肌肉、關節等處的風寒之邪有很好的驅散作用，可以緩和風濕病帶來的疼痛。當然，要從根源上杜絕風濕病，就要在生活中規避風寒濕邪。特別是在寒冷的冬天，更要注意保暖。經常用熱水泡腳，避免沾冷水。遠離生冷刺激的食物，當關節紅腫熱痛時，薑、辣椒、蔥、羊肉等辛熱燥火的食物也是不能吃的。只有注意了這些細節問題，才能從根本上對抗風濕。

節氣養生錦囊

拍打膝窩祛濕熱毒：膝窩的中點是委中穴，此穴走膀胱經。膀胱經是人體最大的排毒祛濕通道，而委中穴是這個通道的「排污口」，搓紅雙手手掌，連續用力拍打5～10分鐘，每週拍打一次，能清除體內的濕熱。

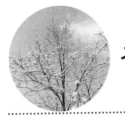

大雪

——防寒氣，保溫暖

《江雪》

——柳宗元

千山鳥飛絕，萬徑人蹤滅。
孤舟蓑笠翁，獨釣寒江雪。

養生細節提醒：

◎大雪時節要做好脖子的保暖工作，特別是頸椎不好的人，更要穿上高領衣服，出門的時候戴好圍巾，將圍巾繫在胸口，還能減少寒冷對心臟、脾胃的侵襲。此外，冬季出門儘量戴好帽子。

◎腳部保暖工作很重要，宜穿上長棉襪、棉靴，臨睡前用熱水泡腳，按摩足心湧泉穴。

◎大雪時節應適當進補，而且要因人而異。除了食補，還可以進行藥補、酒補，但是面紅或脾氣急躁者不宜飲酒。

◎大雪時節陰氣較盛，陰虛的人喝水能養陰，宜調整

體內的陰陽平衡。

◎即使是寒冷的天氣，晚上睡覺的時候也應該少穿衣服。因為衣服穿多了會影響血液循環，造成體表熱量減少，哪怕是蓋上較厚的被子，仍然會感到冷。

① 大雪時節宜進補，東西南北各不同

大雪節氣是指太陽到達黃經255°時，在每年12月7日前後，「大雪」從字面上理解，表示降雪開始大起來了。《月令七十二侯集解》：「十一月節，大者盛也，至此而雪盛也。」古代將大雪分為三候：「一候鶡鴠不鳴；二候虎始交；三候荔挺出。」這是說此時因天氣寒冷，寒號鳥也不再鳴叫了；由於此時是陰氣最盛時期，正所謂盛極而衰，陽氣已有所萌動，所以老虎開始有求偶行為；「荔挺」為蘭草的一種，也感到陽氣的萌動而抽出新芽。此時，黃河流域一帶漸有積雪，北方則呈現萬里雪飄的迷人景觀。

有句農諺說：「大雪冬至雪花飛，搞好副業多積肥。」人們盼著在大雪節氣中看到「瑞雪兆豐年」的好兆頭，可見大雪節氣的到來，預示著來年的吉祥與否。大雪節氣後，天氣越來越冷，此時寒風蕭蕭、雪花飄飄。俗話說「小雪封地，大雪封河」「冬天麥蓋三層被，來年枕著饅頭睡」，美麗的雪景，如詩詞描述「山舞銀蛇，原馳蠟象」。雪可以使城市空氣清新濕潤，也能祛除很多溫病。

　　冬季是匿藏精氣的時節，此時氣候寒冷，人體的生理功能處在封藏沉靜的狀態，人體內的陽氣內藏、陰精固守，是集體能量的蓄積階段，也是人體對能量需求較高的階段。需要注意的是，中國幅員遼闊，地理環境各異，人們的生活方式也不同。同屬冬令，各地的氣候條件迥然有別，人們進補的食物也不同。也就是說，進補也要因地制宜，應根據實際情況有針對性地選擇溫補、平補或清補，萬不可盲目進補。

　　一般來說，北方因氣候寒冷，進補應以溫補為主。溫補就是用溫熱性食物，如核桃仁、大棗、龍眼肉、豬肝、鱔魚、海蝦等來進行補益，注重補腎養精助陽，適用於陽虛或氣陽虧損，如肢冷、畏寒、乏力、疲倦、小便清長而頻或水腫等患者。陽虛嚴重者需用大溫大熱之品，如牛肉、羊肉等。

　　長江以南地區因冬季氣溫溫和得多，所以進補應以平補為主，可適當增加雞、鴨、魚類。平補有兩種意義：

　　一種是飲用不熱不寒、性質平和的食物，如粳米、玉米、水果、蔬菜，部分禽、蛋、肉、乳類、扁豆、白菜、鵪鶉、牛奶等；

　　另一種是飲用既能補氣又能補陰的食物，如山藥、蜂蜜等，以及既能補陽又能補陰的食物，如枸杞子。

　　南方的氣候特點是濕熱，而舌苔是最能反映濕熱的指標，尤其是腸胃方面的症狀。黃苔一般代表熱，厚白苔則表示濕，這種情況就意味著此時不宜進補，而應清熱除濕。

地處高原山區，因雨量少氣候偏燥，所以進補應以清補為主。清補是用性質平和或偏寒涼的食物，以甘潤生津之品的水果、蔬菜、冰糖為宜，如蘿蔔、冬瓜、西瓜、小米、蘋果、梨、黃花菜等。

此外，還要因人而異，因為食有穀肉果菜之分，人有男女老幼之別，體質有虛實寒熱之辨。本著人體生長規律，應按照少年重養，中年重調，老年重保，耄耋重延的原則來進補。冬季進補，應儘量利用當地、當令的特產。食補貴在持久，一次進補量不可過大，更不應急於求成。只有這樣，才能做到進補得當，補出真正的好身體。

節氣養生錦囊

冬季羊肉最養身：據《本草綱目》記載，羊肉有補中氣、益腎氣等功效，同時它也是歷來民間冬季進補的重要食材。按照現代中醫學觀點來看，適時多吃羊肉，可以增加體內消化酶，有保護胃壁、幫助消化等作用，同時還能起到祛濕、避寒、暖心胃等作用。

② 睡不醒的冬三月，小竅門提精神

在嚴寒的冬天，很多人會出現一種怪現象，怎麼睡也睡不醒，一覺起來渾身乏力，而且睡得越多就越想睡。

有人曾開玩笑說：「真想像刺蝟那樣冬眠，一睡就是幾個月，那該多好。」這就是俗語所說的「睡不醒的冬三

月」。

一般來說，睡不醒也就是沒睡夠，那就多睡一會兒補個覺，自然就好了。可是這冬天睡不醒，還越睡越沒精神又是怎麼一回事呢？冬季精神不好，主要是因為體內能量不足、氣血不夠旺盛所致。

俗話說，「人活一口氣」，氣是生命活動的根本和動力，「無氣則死矣」。正如明代著名醫學家張景岳所說：「夫生化之道，以氣為本，天地萬物，莫不由之……人之有生，全賴此氣。」《聖濟總錄》裏也有「萬物壯老，由氣盛衰」的說法，並認為「人之有是形也，因氣而榮，因氣而病」。

人體要是氣虛了，精氣神就不在了，整個人蔫兒了，整天無精打采，只想躺在床上睡覺。可是久臥傷氣，睡得越多越傷氣，所以睡得越多越沒精神。可見，久睡並不是解決冬日裏睡不醒的好法子。要想提起精氣神來，還得補氣。可以由以下幾種方法來激活體內的氣血運行，振奮精神。

竅門一：補充能量，適當吃些葡萄。

葡萄中富含葡萄糖和果糖，進入人體後能轉化為能量，迅速增強體力，有效消除人體的疲勞，所以常吃葡萄，對神經衰弱、過度疲勞都有補益作用。

竅門二：吃點醋，消除疲勞。

勞動或運動過度，會出現肌肉酸痛的現象，因為運動能加速新陳代謝，使肌肉中的乳酸增多所致。醋可以使機體內蓄積的乳酸完全氧化，加速疲勞的消除，除了多吃點

醋，適當吃些富含有機酸的水果也有效。

竅門三：深呼吸，化解緊張情緒。

深呼吸能減慢心跳的速度，減少神經壓力，降低血壓，每天做10～15次深呼吸練習，能讓空氣充滿胸部和腹部，之後慢慢呼出，每分鐘呼吸6次。

竅門四：伸展運動，增加吸氧量。

雙腳分開與肩同寬，身體略微向前傾，之後輕輕彎腰。手指交叉向外翻，雙臂前伸。保持10秒鐘，放鬆，之後重複此動作。這個動作能減輕肌肉張力，加速血液在體內的循環，還能幫助人體將氧氣輸送至大腦等。

竅門五：按醫囑服用補氣中藥材。

補氣的藥物很多，人參、黃耆之類大補的藥物沒有必要，在這裏用西洋參就行。方法很簡單，去藥店買一些西洋參切片，每次用3～6克，放到杯中，用沸水沖泡，蓋上蓋燜悶置15分鐘，代茶頻飲，一天之內喝完，最後將參渣吞下。

西洋參味甘、微苦，性涼。在補氣的同時還能養陰，不至於太燥反傷身。而且西洋參補氣見效要比黨參快得多，黨參補氣的效果也好，不過需要長期使用，在不用西洋參的時候，平常燉湯裏面加點黨參也是不錯的。而且西洋參用起來方便，跟平常喝茶沒別什麼區別。

竅門六：早睡早起精神好。

雖然冬季宜多睡，不過並不提倡以多睡來解困乏，但是睡眠必須保證充足。冬天講究早睡晚起，儘量在晚上9點左右睡，最晚也不要超過11點，早上7點左右起，不要

太早，也不要太晚。平常閑暇之時，不要只窩在家裏，趁著陽光明媚的時候，到屋外走走，吸收一點冬日裏溫暖的陽光，不僅可以補充體內的陽氣，還有利於解除困乏。

節氣養生錦囊

補氣山藥粥：用乾山藥片50克左右，或是鮮山藥200克洗淨切片，與粳米100克一同煮粥，可以每天作為早餐或者晚餐來吃。山藥補中益氣，可以藥食兩用，每天吃一次，連續吃一段時間，會大大改善全身困乏、沒有精神的情況。

3 冬季易發凍瘡、口臭，小妙招解難題

大雪時節天氣寒冷，如果不注意保暖，裸露在外的肌膚如鼻子、耳朵、面部、手、腳等部位就易發生凍瘡。那麼在日常生活中，該如何防治凍瘡呢？

首先要做好保暖，出門的時候戴上手套、防風耳套、圍巾，鞋子也要能保暖。容易出汗的人可以用吸汗鞋墊和襪子，儘量保持腳部乾燥，女性要避免穿尖頭高跟鞋，以免造成腳部血液循環不暢，儘量穿舒適的平底鞋。

堅持體育鍛鍊或適當運動也能促進周身血液循環，提高機體抗寒能力，進而預防凍瘡。對於伏案工作者而言，久坐後要適當起身活動，進而促進氣血流通。

發生凍瘡之後，要先用溫水浸泡，千萬不能立刻烘烤

或者用熱水燙洗，防止局部潰爛。對於新發凍瘡沒有潰破者來說，可以取麝香止痛膏貼在患處，也可以用紅花油、活絡油等外搽。

未潰破的凍瘡可以用生薑、胡蘿蔔來防治。將生薑切片後用小火烤一下，來回搓、擦患處，能防治凍瘡。為了防止手脫皮，手要保持潔淨乾燥，儘量少沾水，多吃富含維生素A的食物，如動物肝臟、蛋黃、牛奶、胡蘿蔔等。

細心的人會發現，一到冬季，自己就容易口臭，這是怎麼回事？因為寒冷季節，人們不經常運動，腸胃運化不暢，易產生口臭，那麼有沒有什麼方法能清新口氣？

1. 可以適量飲用葡萄酒

葡萄酒中富含檸檬酸，是眾多酒精飲料所不具備的。適量飲用葡萄酒能預防、糾正酸中毒，還有利尿排毒的作用。經常食用海帶、紫菜有助於排毒。海帶、紫菜中含大量膠質，能通便，促進體內的放射性毒素隨大便排出體外，腫瘤患者接受放、化療時多吃海帶大有益處，能淨化血液。

2. 豆豉有助於排毒

豆豉有助消化、增強腦力，提高肝臟解毒能力的功效。還可以促進體內新陳代謝、消除血液中的毒素，淨化血液。此外，豆豉中含有的尿激酶能溶解血栓。

3. 喝綠茶能促進排毒

綠茶中含多種解毒因子，容易和血液中的有毒物質結合，加速從小便排出。經常喝綠茶還能防癌抗癌、降血脂，吸菸多的人喝綠茶能減輕尼古丁的傷害。

4. 常吃黑木耳

黑木耳有抑制血小板凝集的作用，能降低膽固醇，對心腦血管疾病有益。黑木耳中的膠質可以將殘留在人體消化系統中的灰塵吸附、聚集並排出體外。

5. 經常吃粗糧

粗糧中含有許多細糧所缺乏的特殊的維生素和礦物質，有助於保持大便暢通，防止體內的毒素滯留在腸道內。經常吃高纖食物。

芹菜、紅薯等高纖維食物中富含膳食纖維，而膳食纖維能很好地清除腸壁上的廢物。

6. 清晨一杯水

早上5～7點，人體大腸經最為活躍，此時空腹喝200毫升的溫開水，有助於清腸排毒，千萬別喝涼水。

7. 多吃新鮮的綠葉蔬菜和水果

綠葉蔬菜多為鹼性，可以讓體液保持弱鹼性，進而清除血液中的有毒物質。水果雖然多呈酸味，但是它們可以將積累在細胞中的毒素迅速溶解，最終經由排泄系統排出體外。

8. 運動排毒法

每天快走30分鐘，最好每天做一套健身操，有助於促進人體新陳代謝，幫助體內的垃圾毒素由流汗、排便等方式徹底釋放。

9. 自我安排排毒法

在肚臍下用手掌掌心沿著順時針方向按摩50下，每天早晚各按1次。此按摩方法有非常好的通便功效。

節氣養生錦囊

　　大雪吃「三雪」：雪藕含有澱粉、蛋白質、天冬素、維生素Ｃ及氧化酶成分，生吃可輔助治療肺結核咯血、衄血等症，熟吃有健脾開胃、止瀉固精功效。雪菜性溫，味甘、辛，歸肝、胃、腎三經，含有胡蘿蔔素和大量食用纖維素，可防治便秘，適宜老年人及習慣性便秘者食用。雪梨有生津潤燥、清熱化痰的功效，藥用價值很高，是做「雪梨膏」的好材料。

④「大雪」慎防中風、心臟病、消化道潰瘍

　　大雪節氣的氣溫急降對人體的影響非常大，血壓、氣管、腸胃等都可能由於天氣寒冷而有所變化。此時，預防腦中風、心臟病、消化道潰瘍就變得十分必要。

❋ 防腦中風

　　對於血管彈性差的人，氣溫急劇變化會帶來血壓波動，引發腦中風。寒冷可使人的交感神經興奮、血液中的兒茶酚胺增多，導致全身血管收縮。同時，氣溫較低時，人體排汗減少，血容量相對增多，這些原因都可使血壓升高，促發腦溢血。

　　因此，首先要重視高血壓、冠心病、糖尿病、動脈硬

化等原發疾病的治療，其次注意發現腦中風先兆，如突然眩暈、劇烈頭痛、視物不清、肢體麻木等。

在日常飲食中，可以適當增加類黃酮、番茄紅素含量豐富的食物，因為此類食物能捕捉氧自由基，對防止血管狹窄和血凝塊堵塞腦血管有積極作用，富含類黃酮與番茄紅素的有洋蔥、香菜、胡蘿蔔、南瓜、草莓、蘋果、紅葡萄、番茄、西瓜、柿子、辣椒等。增加高鉀食物的攝入，每天進食菠菜、番茄、馬鈴薯、柑橘等高鉀食物，能降低腦中風的發生危險。

❋ 防心臟病

心臟病包括心絞痛、心肌梗塞等。隆冬季節與冬末春初為急性心肌梗塞的兩個發病高峰期，其原因除了氣溫偏低刺激人體交感神經，引起血管收縮外，寒冷還能增加血中纖維蛋白原含量，血液黏稠度增高，易導致血栓形成而阻塞冠狀血管。

此外，病變的冠狀動脈對冷刺激特別敏感，遇冷收縮，甚至使血管閉塞，導致心肌缺血缺氧，誘發心絞痛，重者發生心肌梗塞。因此，老年人應重視防寒保暖，根據天氣變化隨時增添衣服、被褥，以防寒冷侵襲，還要定期進行心血管系統體檢，在醫生指導下選用溶栓、降脂、擴血管和防心肌缺血、缺氧的藥物。

平時還要注意減少高脂類食物的攝入，保持體重，減少鐵質的攝入，多喝水，以減輕心臟負擔。適當補充B群維生素，可以吃些堅果類食物，如花生、杏仁，因為堅果

中富含對心臟有益的氨基酸和不飽和脂肪酸，能降低患心臟病的風險。

✱ 防消化道潰瘍

由於寒冷刺激，人的神經系統興奮性增高，支配內臟的自主神經處於緊張狀態，在副交感神經的反射作用下，致使胃腸調節功能發生紊亂，胃酸分泌增多，進而刺激胃黏膜或潰瘍面，使胃產生痙攣性收縮，造成胃自身缺血、缺氧，從而引起胃病復發。

因此，要注意胃的保暖和飲食調養，日常膳食應以溫軟淡素、易消化為宜，做到少食多餐、定時定量，忌食生冷，戒菸戒酒，還可選服一些溫胃暖脾的中成藥。

日常飲食宜選擇營養價值高、易消化的食物，如牛奶、雞蛋、豆漿、魚、瘦肉等。經加工烹調使其變得細軟易消化、對胃腸無刺激，同時補充足夠熱能、蛋白質和維生素。

節氣養生錦囊

養陰生津潤燥食療方：取玉竹、黃精各15克，製首烏、生地、熟地各30克，豬腰1對，豬瘦肉250克。將豬腰、瘦肉洗淨加藥燉2小時，喝湯吃肉即可。

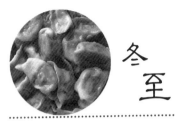

冬至

——一陽生，養精氣

《小至》
——杜甫

天時人事日相催，冬至陽生春又來。
刺繡五紋添弱線，吹葭六琯動浮灰。
岸容待臘將舒柳，山意衝寒欲放梅。
雲物不殊鄉國異，教兒且覆掌中杯。

養生細節提醒：

◎飲食宜「三多三少」，即蛋白質、維生素、纖維素多，糖類、脂肪、鹽少。此外，飲食宜溫熱。

◎冬養腎，而腎主智，生髓通腦。所以，上班族宜合理用腦，避免過度勞累，積勞成疾。

◎咬牙切齒。先咬緊再放鬆，再咬緊再放鬆，反覆練習，每天做數百次，能健腦養腎。如果在排便的時候咬緊上下牙，能有效防止腎氣外泄，達到固齒的目的。

① 冬至起居，勤曬被褥多保暖

冬至，俗稱「冬節」，時間在每年的陽曆12月21日至23日之間，這一天是北半球全年中白天最短、夜晚最長的一天。冬至這一天，有北方吃餃子、南方吃湯圓的習俗，可見人們對這個節氣非常重視。

《月令七十二候集解》中描述冬至「十一月中，終藏之氣，至此而極也。」古代將冬至分為三候：「一候蚯蚓結；二候麋角解；三候水泉動。」

冬至在養生學上是一個最重要的節氣，主要是因為「冬至一陽生」。古代養生修煉非常重視陽氣初生這一時期，認為陽氣初生時，要像農民育苗一樣小心保護，精心調養，使其逐漸壯大。冬至是數九的開始，因此民間認為，在冬至前後進補為最佳。

關於冬補的時間，一般有三種說法：一是在立冬後至立春前；二是在冬至前後；三是「三九天」。這三種說法各有各的適用範圍，如何選擇，要根據自己的體質狀況而定。如平和體質者身體狀況較好，一般不需特殊進補；陽虛體質者和慢性病體虛者需長時間進補，進補可從立冬進行到第二年立春；體質稍有偏頗但不需大補的人，選擇在「三九天」最冷的時間段進補即可。

冬至前後，要注意勤曬被褥，避免潮濕。有科學家計算得出這樣的結論：每人每晝夜要從皮膚排出約1000毫

升汗水，每週也要從皮膚分泌40～60克油脂類物質，這些汗水和油脂在晚上睡覺的時候就會黏到被褥上。時間久了，被褥裏面的潮濕之氣就會聚攏，不易發散，容易滋生細菌。經過暴曬之後，被褥就會恢復乾爽，鋪蓋舒適而不會讓人生病。其次，被褥上的細菌在人體分泌的汗水和油脂中很容易繁殖。

陽光中的紫外線有強烈的殺菌消毒作用，能殺死各種細菌、微生物。經由日光曬被褥既經濟又能滅菌。經過日光暴曬後的被褥會更加蓬鬆、柔軟，蓋上之後會有舒適感，聞起來有沁人心脾的味道，有助於入眠。

再來說說穿衣保暖這件事。人穿上衣服之後，就會處在溫度比室溫高，變化比室溫小的氣層裏。衣服無法減少人體熱量的散失，也無法保存人體的熱量，只是使身體周圍有一層溫暖的空氣，讓身體向外散熱的速度暫時減慢。有測定結果顯示，人穿上衣服之後，約能保存由於傳導和輻射而散發的全部熱量的1/3。所以，在寒冷的冬季，注意衣服的保暖性，對減少人體熱量的散發、禦寒保暖有著重要意義。冬至前後，氣溫已經非常低了，此時千萬不能為了「美麗凍人」而不顧健康。

節氣養生錦囊

艾灸神闕激發陽氣：冬至是陰陽二氣自然轉化的節點，此時艾灸神闕穴是激發身體陽氣上升的最佳時間。把艾條點著後以肚臍為中心，薰灼肚臍周圍就可以了。注意不要燙到皮膚，有溫熱的感覺即可。每天1次，每次15～

20分鐘。

艾灸神闕穴可益氣補陽、溫腎健脾、袪風除濕、溫陽救逆、溫通經絡、調和氣血。

2 溫腎壯陽，年頭年尾補腎陽

《黃帝內經》說：「冬三月，早臥晚起，必待日光，此冬氣之應，養藏之道也。」民間有「夏練三伏，冬練三九」的說法，此時正是加強鍛鍊，提高身體素質的關鍵時刻。因為人體抵禦寒冷、病邪靠的是陽氣，只有陽氣充足，才能百毒不侵、百病不生。這段時期，正是陽氣開始生長的時候，所以一定要把養生功課做好，使陽氣逐漸強壯起來。

腎主一身之陽，所以壯陽離不開強腎。腎陽充足才是振奮一身陽氣的根本。

大多數人認為，只有男人才需要壯陽，卻不明白女人為什麼冬天怕冷、手腳冰涼、容易衰老、體質下降，這也都是陽氣不足的表現。也就是說，在小寒這個節氣裏，壯陽的功課是任何人都不能缺少的。

冬季養生飲食的總原則是順應體內陽氣的潛藏，以斂陽護陰為根本，味宜減鹹而增苦，以養心氣。

冬至時節，寒冷已經到來，人體新陳代謝水平相對較低。此時，主要靠腎臟來發揮作用，腎臟功能越強，生命力越旺盛，所以飲食也應以「滋腎」為主。

自古以來，冬至就是最佳的進補時節，可以增強人體抵禦風寒和外邪的能力。所以，在飲食選擇上，可以選用牛肉、羊肉等來滋養臟腑，在調味品上可以多選擇一些辛辣食物，如胡椒、辣椒、薑、蒜等。

下面為大家推薦幾種冬至時節進補的食療方，大家可以按照體質選擇。

❋ 冬季補益要得宜

腎中精氣有賴於水穀精微的供養，才能不斷充盈和成熟。冬季氣溫偏低，腎又喜溫，腎虛之人由膳食調養，效果通常都比較好。腎虛有陰陽之分，進補時對症用膳，方可取得顯著效果。

腎陽虛者可選擇羊肉、鹿茸、肉蓯蓉、肉桂、益智仁等溫腎壯陽之物；腎陰虛者，可選用海參、地黃、枸杞、甲魚、銀耳等滋補腎精之品。中醫認為黑色入腎，因此冬天補腎，黑色食品最合時宜。

❋ 保持充足的飲水量

在日常生活中，除一日三餐外，每日還應保持1500～2000毫升的飲水量。尤其是冬天，天氣乾燥，人們常有口乾舌燥之症。補足水分，不僅有利於腎臟的正常排泄，還有利於滋潤皮膚，消除上述症狀。

此外，菜餚不可過鹹。一般人以每人每日攝鹽量為5克左右為宜，因為食鹽幾乎全部都從腎臟排泄。菜餚過鹹，食鹽分過多，會增加腎臟的負擔。

❋ 節慾保精長壽健康

腎精主要靠養，因此補腎的第一要領就是節制性生活。《壽世保元》中說：「精乃腎之王，冬季養生，應節制性生活，不要恣其情欲，傷其腎精。」養生學家認為，精氣是構成人體的基本物質，精氣流失過多，會有礙「天命」。

《泰定養生主論》也認為，「三十者，八日一施泄；四十者，十六日一施泄，其人弱者，更宜慎之，人年五十者，二十日一施泄……能保持始終者，祛疾延年，老當益壯」。冬屬陰，其氣寒，主藏，故冬天以養精氣為先，對性生活應有節制。嚴格而有規律地節制性生活，是健康長壽的必要保證。

❋ 適當鍛鍊養腎強身

冬季堅持適當運動對養腎大有裨益，可使腎中精氣更加充沛旺盛。

比如，散步、慢跑、打球、做操、練拳舞劍等都是很適合冬季鍛鍊的項目。

❋ 慎用藥物以防傷腎

對腎臟有損害的藥物，諸如磺胺類、卡那黴素、鏈黴素以及解熱鎮痛藥等，冬天均應慎用。

若患病非用不可，要在醫生的指導下，選用對腎臟損害小的藥物，以免損害腎功能。

節氣養生錦囊

　　補腎固虛功：自然站立，雙腳分開與肩同寬，雙臂自然下垂，掌心朝內側，中指指尖緊貼風市穴，拔頂，舌抵上齶，提肛，淨除心中雜念。全身自然放鬆，兩手心向下側平至肩平，掌心轉向前，兩手由側平向前合至身前向下45°，兩掌相合摩擦36次。然後兩手轉向背後，兩內勞宮貼腎命穴上，兩手同時上下摩擦36次（一上一下為1次）。掌心翻轉向外，半握拳，指尖不接觸掌心，外勞宮貼腎命穴，保持20分鐘。

3 冬至亞歲宴，「吃好」才健康

　　在古代，人們認為冬至這天陰陽二氣自然轉化，乃上天賜予的福祉，因此在這一天要多休息，和親朋友好一起辦個「亞歲宴」，以示慶賀。

　　《晉書》上有記載：「魏晉冬至日受萬國及百僚稱賀……其儀亞於正旦。」唐宋時，冬至這一天更是備受重視。《東京夢華錄》也記載：「十一月冬至，京師最重此節，雖至貧者，一年之間，積累假借，至此日更易新衣，備辦飲食，享祀先祖。官放關撲，慶賀往來，一如年節。」現如今，冬至節已經不再那麼受到重視，但是民間依然有慶祝冬至的習俗。

　　冬至這一天，講究「吃冬至肉」「供冬至團」「餛飩

拜冬」。這些飲食習俗中包含著許多養生的知識。

所謂「吃冬至肉」，在北方，冬至這一天有吃羊肉的習俗。在寒冷的冬季，羊肉確實是進補的好食物。羊肉性溫，有補氣、溫腎壯陽的作用。天寒地凍之時，吃點羊肉，確實具有強身健體、防寒保暖的功效。

除了羊肉，黑豆也是冬季進補的佳品。黑豆有補腎益陰、健脾利濕、除熱解毒等功效，李時珍在《本草綱目》中稱「常食黑豆，可百病不生」。黑豆特別是對遺尿、小便頻數等腎虛症有很好的補益作用。

在南方，「吃冬至肉」講究吃臘肉，各式各樣的臘肉、臘腸、臘鴨、火腿、鹹肉、燻肉等，都是人們喜愛的東西。

臘肉通常是經過煙火燻烤出來的豬肉，豬肉能夠補虛強身、滋陰潤燥、豐肌澤膚，燻烤之後更是多了開胃袪寒、消食等功效。這麼好的食物，現在傳到北方，北方也有很多人喜歡吃。

臘肉雖好，卻不適合多吃，也不是人人都能吃，中老年人就不是特別適合。為什麼呢？高血脂、高血糖、高血壓是中老年人的常見病，而臘肉是高脂肪、高膽固醇、高鹽的食物，吃了簡直就是雪上加霜。小孩子也不適合吃，英國《太陽報》曾報導，兒童如在一週內吃燻肉、香腸、臘腸、鹹魚等經加工處理的肉類食品超過一次，患白血病的概率就會增加74%。所以，為了健康，中老年人和小孩要慎吃臘肉。

「供冬至團」其實就是冬至這一天吃湯圓，是南方的

習俗。所謂「家家搗米做湯圓，知是明朝冬至天」，說的就是這個意思。

湯圓的外皮是用糯米做的，具有補中益氣、健脾養胃的功效；裏面的餡兒多種多樣，各有好處。但是，脾胃不好的人儘量少吃湯圓，因為糯米黏性重，不易消化。吃湯圓最好再喝點兒湯，可以促進消化吸收，「原湯化原食」說的就是這個意思。

「餛飩拜冬」也就是冬至這一天吃餛飩，這一習俗比較普遍。餛飩的餡料十分豐富，豬肉、蓮藕、山藥、平菇、蝦仁、松仁等，都是冬季進補的好食物。

冬至的飲食習俗裏包含的養生知識很多。如果對身體有益的，我們可以多採用，反之則避免。揚長避短，不但飲食如此，待人處事更應如此。從飲食文化中領悟到處世的道理，才是更高的境界。

節氣養生錦囊

銀川冬至吃「頭腦」：先將紫蘑菇洗淨、熬湯，熬好後將蘑菇撈出。再將羊肉丁下鍋烹炒，炒乾後放薑、蔥、蒜、辣椒面翻炒。入味後將切好的蘑菇和肉丁一起再炒一下，然後用醋一腌，放入調和麵、精鹽、醬油。肉爛以後放木耳、金針（黃花菜）略炒，將蘑菇湯加入，湯滾開後放進切好的粉塊、泡好的粉條，再加入韭黃、蒜苗、香菜，這樣，一鍋羊肉粉湯就做好了。

4 空氣乾燥，謹防慢性支氣管炎

　　寒流來襲的時候往往也是許多疾病的高發期，慢性支氣管炎就是最容易在冬季突發的疾病之一。許多慢性氣管炎患者，每當寒流來臨時，病情往往會加重。這是因為寒冷會降低呼吸道黏膜的抵抗力，破壞其防禦機能，如果此時病菌入侵，或原來潛伏在呼吸道中的細菌趁機搗亂，就會引起舊病復發。

　　陽氣不足，肺脾腎功能減退，衛外功能差，這些都是誘發慢性支氣管炎的人體內在因素。慢性支氣管炎屬於中醫「痰飲」「哮喘」的範疇，其發病的主要表現就是痰。慢性支氣管炎者稍受風寒，痰就會增多，可導致急性發病。而冬至時節，早晚、室內外溫差變化均十分明顯，對慢性支氣管炎患者十分不利。

　　冬天比較寒冷，空氣相對乾燥，呼吸道的抵抗力容易下降。慢性氣管炎的患者由於長期的慢性氣管炎，氣道可能有一些受損，更容易導致感染。所以，保暖是慢性支氣管炎患者溫腎陽的重要一步。

　　慢性支氣管炎患者平時應多穿衣服，晚上睡覺要蓋暖和的被子，防止腹部受涼。出門應戴帽子、圍巾和手套，如果選擇摩托車或自行車等出行工具，最好再準備一件棉背心保護腹部。

　　慢性氣管炎的患者還要特別注意防治感染。說得再直

白一些，就是注意不要得感冒。因為一旦感冒，就容易引起感染，雖然感冒剛開始是病毒性的，由於抵抗力低，很可能繼發細菌感染。一旦感冒發生，這類患者要儘早就醫，控制已經產生的炎症，不能讓感染進一步發展。

慢性支氣管患者也可常做一些耐寒鍛鍊，來增加抵禦寒冷的能力，預防感冒。

【具體做法】每日早、中、晚用冷水洗臉，開始可每日1次，以後根據情況逐漸增加次數。洗臉以後用手摩擦頭和面部，每次5～6分鐘，可增強上呼吸道的抗寒能力和個人體質。

「太極拳」「呼吸體操」等適宜的體育活動，也可增加患者呼吸肌耐力、提高機體的生理功能、增加食慾、調整睡眠、增強體質、減少呼吸道感染的次數，使肺功能得到改善。

飲食調養上，應採用「制源暢流」的方法。「制源」是減少痰涎的來源，「暢流」可以因勢利導，加強祛痰作用。這就要求慢性支氣管炎患者多吃具有祛痰、健脾、補腎、養肺作用的食物，如枇杷、橘子、梨、蓮子、百合、大棗、核桃、蜂蜜等，這些均有助於減輕慢性支氣管炎症狀。

另外還要遠離辛辣、厚味的食物。原因很簡單，因為無論是辛辣的食物還是脂多厚味的食物都不容易消化，很容易在體內產生痰濕，為慢性支氣管炎提供「痰」的基礎。慢性支氣管炎患者在冬天的時候可以多吃一點養肺的梨子或橘子。

尤其是橘子，味甘酸，性涼，入肺、胃經，具有開胃理氣、止咳潤肺的功效。所以，在冬天的時候吃點橘子也可以有效預防慢性支氣管炎的發生。

特別需要注意的是，菸酒更是禁用品，因為它們造成的痰濕後果一點也不比辛辣食物輕。吸菸會引起呼吸道分泌物增加，支氣管反射性痙攣，致使排痰困難，有利於病毒、細菌的生長繁殖，使慢性支氣管炎進一步惡化。酒會刺激支氣管收縮，加重病情。長期大量喝酒還能降低機體抵抗力，使慢性支氣管炎久久不能治癒。

節氣養生錦囊

多喝蔬果汁潤燥止咳：蔬果汁對慢性支氣管炎有較好療效，它不僅能止咳化痰，而且還能補充維生素與礦物質，對疾病的康復非常有益。可以將生蘿蔔、鮮藕、梨子切碎絞汁，加蜂蜜調勻服用，對慢性支氣管炎的熱咳、燥咳療效顯著。

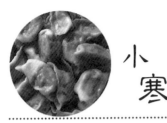

小寒

——養陽氣，養腎氣

《望梅・小寒時節》
——佚名

小寒時節，正同雲暮慘，勁風朝烈。
信早梅、偏占陽和，向日暖臨溪，一枝先發。

養生細節提醒：

◎可以多按摩腹部、腰部進行驅寒，按摩腹部的方法為：雙手對搓至熱，之後將右手放到左手上，以肚臍為中心，稍微用力，先順時針，後逆時針方向按揉，按摩範圍由小到大，再由大到小。搓腰的方法為：雙手快速搓熱，用掌心上下搓摩腰部，至腰部紅熱。

◎宜多運動，如慢跑、跳繩、踢毽子等，尤其是選擇陽光溫暖的午後運動最為適宜。

◎小寒時節容易加重心臟病、高血壓患者的病情，腦中風患者增多。所以，以上人群務必做好保暖工作，高血壓患者宜經常測量血壓，隨時調整用藥量。

1 三九年味濃，肥甘厚味要有度

在一年二十四個節氣中，小寒是第二十三個節氣。每年的 1 月 6 日左右（1 月 5～7 日），太陽運行到黃經285°。小寒之後，一年中最寒冷的時刻就來臨了。民間有種說法，冷氣積久而寒。這個時候，天氣雖然寒冷，但還沒有到極點的大冷，故而稱為小寒。

古代將小寒分為三候：「一候雁北鄉；二候鵲始巢；三候雉始鴝。」古人認為，候鳥中雁順陰陽而遷移，此時陽氣已動，所以大雁開始向北遷移。當然，此時大雁還不會遷移至我國的最北方，只是已離開了南方最熱之地。這時候北方到處可見到喜鵲，並且喜鵲感覺到陽氣而開始築巢。第三候「雉鴝」的「鴝」為鳴叫的意思。也就是說，雉在接近四九時會感陽氣的生長而鳴叫。

《月令七十二候集解》上記載：「十二月節，月初寒尚小，故云。月半則大矣。」眾所周知，小暑、大暑和處暑表示夏季氣溫冷暖變化，小寒與大寒與之相對應，表示的是冬季氣溫的冷暖變化。小寒時天氣就已經變得很冷，對於我國的大部分地區，小寒和大寒期間是一年中最冷的時期，民間說，「冷在三九」。「三九」大多是 1 月 9～17 日，正好在小寒的節氣內。小寒過了，三九天就到了一年中可以「出門冰上走」的時段。

養生就是要與自然界中的萬事萬物相順應。冬天萬物

斂藏，人們須收藏陰精，內聚精氣，滋養五臟。民間也一直有「民以食為天」之說，唐代名醫孫思邈曾說過：「安生之本，必資於食，……不知食宜者，不足以生存也，……故食能排邪而安臟腑。」也說明了飲食對人體的作用。

進入小寒，年味漸濃，人們開始忙著貼對聯、剪窗花、買年畫、掛彩燈、準備各種豐盛的美味佳餚。小寒節氣中有一些傳統食物是可以滋補養生的。

因為臨近新年，人們的飲食很可能存在過於滋補的問題。適當滋補對身體有益，但無章無法地亂補，卻會加重身體負擔，應本著「因人施膳」的原則。元代《飲食須知》中就強調：「飲食，以養生，而不知物性有相宜相忌，縱然雜進，輕則五內不和，重則立興禍患。」所以這裏要提醒人們的是，在進補時不要被「五味所傷」，更應根據自身情況有選擇地進補。

此時宜用「無糖少油」的標準來安排一日三餐，減少糖、油以及刺激性食物的攝入量，應少喝可樂、果汁、濃咖啡，還要少吃巧克力、糖果、奶油蛋糕、油炸食品、生蔥、生蒜、辣椒等食物。

安排膳食時可以多準備一些紅薯、竹筍、芹菜等膳食纖維比較豐富的食物，以保持大便通暢。脾胃消化不良者冬季進補應以容易消化吸收為原則。

藥補不如食補，在吃藥進補前，應該先把自己的飲食調理好。首先應先向醫生諮詢瞭解自己的體質，然後根據自身體質選擇相宜的事物進補，例如煲湯、熬粥，或每天

攝入適量堅果，都是很好的食補方式。

俗話說：「藥補不如食補，食補不如動補。」要注意藥補、食補、動補三結合，忌單純進補。冬季進補只是養生保健的一個重要方面，單純只靠進補並不能達到理想境界，還應當配合適當的體育鍛鍊和腦力勞動，並注意調理好飲食，才有益於養生。

冬季流感咳嗽時不宜進補。一般來說，進補過程中，如患感冒發熱、急性腸炎等症，須暫停補益，待痊癒後再服用。

在服用人參、西洋參時，忌食蘿蔔、魚腥草和濃茶，以免降低藥效。此外，補藥宜在早晚空腹或午飯前1小時服用，以使補藥物盡其用。

補品並不是越貴越好，關鍵在於對症進補。中醫認為，「氣為血之帥，血為氣之母」。冬季進補切忌一味偏補，而應注意兼顧氣血陰陽，防止過偏而引發其他疾病。所以，冬季進補忌一味追求補品的珍貴難得，不對症的貴重補品對身體或許更是傷害。

節氣養生錦囊

冬季進補之「忌」：服用人參進補時，忌食蘿蔔，以免影響人參的進補效果；凡有感冒發熱、不思飲食、消化不良、嘔吐腹瀉等病症，都應暫停服用任何滋補品，待病癒後再進補，進補時忌進食過於甘膩的食物，忌過食生冷食品，以免妨礙對補藥、補品的吸收。

② 小寒吃糯米，防寒補脾胃

二十四節氣中，部分節氣很受人們的重視，有各種各樣的「迎節」方式。相比之下，小寒這一天則清冷許多。此時外面天寒地凍，人們習慣於圍在火爐邊，動也懶得動一下，巴不得這樣嚴寒的天氣趕緊過去，沒什麼心情關注這個節氣。

但還是有一些地方在小寒這一天有一定的飲食講究。比如廣東人的習俗是早上吃糯米飯；南京人會煮「菜飯」來吃，都是以糯米為主料。

糯米又叫江米，味甘、性溫，是一種溫和的滋補品，健脾養胃的效果特別好，還有補虛、補血、止汗等作用。《本草經疏》裏介紹了糯米補脾養胃、益肺氣的作用：「（糯米）補脾胃、益肺氣之穀。脾胃得利，則中自溫；溫能養氣，氣順則身自多熱，脾肺虛寒者宜之。」

《本草綱目》中也對糯米的作用進行了描述：「（糯米）暖脾胃，止虛寒瀉痢，縮小便，收自汗，發痘瘡。」所以，但凡是有脾胃虛寒引起的反胃、食慾減少、泄瀉，以及氣虛引起的盜汗、氣短無力，還有尿頻等症狀，都可以適當吃些糯米來緩解。

糯米吃了後會周身發熱，在滋補的同時，還能起到禦寒的作用，特別適合在小寒和三九天到來的時候吃。南京人和廣東人在小寒這一天會蒸糯米飯來吃。糯米飯當然不

是單一的糯米，又要加一些其他的「配料」，比如臘肉、香菇、花生等適量。

先把糯米和花生淘洗了備用，臘肉切成丁備用。往鍋裏放適量油，稍加熱後，把臘肉倒進去炒出香味。然後再把糯米和花生一起倒入鍋裏不斷翻炒，直至將出水炒乾並且出了香味。把炒過的香菇臘肉糯米飯倒進電飯鍋，加適量清水（稍多加一點能夠煮的更軟）煮熟即可。

糯米飯裏有臘肉、香菇，還有花生。臘肉十分美味，據說慈禧太后攜光緒皇帝避難西安的時候，陝南地方官吏曾進貢臘肉御用，慈禧食後，贊不絕口。

就養生保健來說，臘肉性味鹹甘平，具有開胃祛寒、消食等功效。

香菇性味甘平，益氣補虛，健脾胃，是冬令的滋補食品。《本草求真》中說：「香蕈（即香菇）味甘性平，大能益胃助食，及理小便不禁。」

花生甘平，入脾、肺經，有健脾和胃、利腎去水等功效。《本草綱目》中說花生能「悅脾和胃、潤肺化痰、滋養補氣」，《藥性考》中也說花生具有「養胃醒脾，滑腸潤燥」的作用。

這樣做出來的糯米飯，香潤可口，還能夠補身體。

與吃糯米飯相比，用糯米熬粥，補身體的效果更好，特別是對脾胃特別有好處，因為粥本身具有健脾養胃的作用。《醫藥六書藥性總義》中說：「糯米粥為溫養胃氣妙品。」

比如糯米山藥粥：用糯米100克，山藥300克，紅棗

10顆，枸杞子15克，山藥去皮、切丁，糯米洗淨，同紅棗一起放入鍋中，加水適量燒開，改小火煮粥。

等到粥熟了之後再加入枸杞子，攪拌均勻，稍煮一兩分鐘就可以了。

方中山藥甘平，有健脾胃、益肺腎、補虛贏的作用。《本草綱目》中介紹了它「益腎氣，健脾胃」的作用。

紅棗被稱為「鐵桿莊稼」，也是重要滋補品。紅棗甘溫，能補中益氣、養血生津，特別適合脾虛弱、食少便溏、氣血虧虛這一類情況的人吃。

枸杞子甘平，補肝益腎，「久服堅筋骨，輕身不老，耐寒暑」。所以，此粥方有補益脾胃、斂汗止渴、益氣補腎等功效，是冬季滋補的佳品。

另外，還可將糯米50克，黑芝麻30克，分別用文火炒成微黃色，共研成末，裝在瓶中備用。每天用熱水沖幾勺來吃，補肝腎、潤五臟、養胃津，對於氣短、白髮、脫髮、病後虛弱等都具有明顯的補益作用。

節氣養生錦囊

糯米雖好莫貪食：糯米雖好，卻不能一次性貪吃太多，而且要細嚼慢嚥。因為糯米本身黏滯，不容易消化，吃多了很可能引起胸腹脹滿，老人、兒童、腸胃虛弱者更要注意。

3 養腎防寒，喝一碗臘八粥

農曆節氣中的臘八節剛好在小寒這個節氣裏，古人有臘八節喝臘八粥的傳統。過去，在臘八這一天，人們要打獵祭祖，「臘者，獵也，言田獵取禽獸，以祭祀其祖也」說的就是這個意思，還要歡慶豐收和驅疫禳災。後來，臘八節成了佛門節日，祭祖、驅災等活動都淡了，人們在這天敬神供佛。宋代以後，人們還會在臘八這天熬製、品嘗和贈送臘八粥。到了現在，打獵、祭祀、敬神供佛之類的活動自然是早就不見蹤跡。但是，吃臘八粥的習慣卻一直流傳到今天。

臘八粥又叫七寶五味粥，一聽名字就知道，並不是煮一碗白米粥那麼簡單，而是由多種材料組成。

最開始，臘八粥是用赤小豆、糯米煮成。後來，材料逐漸增多。南宋《武林舊事》記載：「用胡桃、松子、乳蕈、柿、栗之類做粥，謂之『臘八粥』。」《素食說略》記載：「臘八粥，以栗子、芡實、菱米、蓮子、薏米、白扁豆、松子仁、核桃仁之類，與粳米同煮。」

而臘八粥中當數老北京的最講究了。據《燕京歲時記》記載：「臘八粥者，用黃米、白米、江米、小米、菱角、栗子、紅豇豆、去皮棗泥等，合水煮熟，外用染紅桃仁、杏仁、瓜子、花生、榛穰、松子及白糖、紅糖、葡萄，以作點染。」配料之多，竟有近20種。

此外，人們還可以根據自己的口味和身體的需要去加減臘八粥的成分，以達到防病保健的效果。

下面介紹下臘八粥常用的一些配料在養生保健方面的作用，供大家在做臘八粥的時候按照自己的需要加減。

核桃營養價值很高，被譽為「萬歲子」「長壽果」。中醫認為，核桃甘溫、無毒，有健胃、補血、補腎、潤肺、益智健腦等功效。

松子味甘、性平，具有補腎益氣、養血潤腸、滑腸通便、潤肺止咳等作用，可用於治療肢體麻痺、頭暈目眩、燥咳便秘等病症。

栗子具有養胃健脾、補腎強筋、活血止血的功效，對反胃不思飲食、泄瀉、吐血、衄血、便血、筋傷、骨折、瘀腫等病症有不錯的治療效果。

花生性平、味甘，可養血補血、補脾潤肺，有滋潤肌膚的效果，還有通乳的功效。

蓮子具有養心安神、益腎澀精止帶、補氣健脾、澀腸之功，有心煩失眠、脾虛久瀉、大便溏泄、腰痛、男子遺精、婦人赤白帶下等問題時都可使用。

桃仁有潤腸通便、活血行瘀、止咳平喘的功效，可用於閉經、痛經、炎症腫痛、肢體麻痺、腸燥便秘、跌打損傷等疾病的治療。

桂圓具有良好的滋養補益作用，益心脾、補氣血，可用於氣血不足所致的失眠、健忘、驚悸、眩暈等症。

大棗有健脾養胃、養血安神的功效，對氣血不足、貧血、肺虛咳嗽、失眠、高血壓等均有一定療效。

　　另外，薏米、扁豆、芡實、菱角等也都有各自的功效。可以結合起來根據自己的需要選擇。不管加減如何，臘八粥滋補的功效是非常好的，能起到滋補效果。所以，不但臘八這一天，整個冬天甚至其他季節的任何時候，都可以用這樣營養豐富的粥來養生保健，所達到的功效不會比那些市場上賣的補品弱，只會更好。

　　節令食俗並非只有在某個節令這一天才可以吃，將好的東西運用到日常生活中發揚光大起來，才對身體更好。

節氣養生錦囊

　　開胃袪寒臘八蒜：在一些地方，臘八節還要製作醋泡蒜。將蒜瓣去老皮，浸入米醋中，裝入小壇封嚴，至除夕啟封，蒜瓣湛青翠綠，是吃餃子時的很好的佐料。醋泡蒜不僅開胃，還能袪風寒。

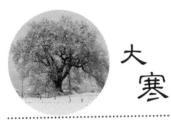

大寒

——防燥邪，防寒冷

《大寒》

——陸游

大寒雪未消，閉戶不能出，

可憐切雲冠，局此容膝室。

養生細節提醒：

◎宜早睡晚起，宜增添衣物、防寒防風。

◎早晨氣溫太低，易發心血管疾病。所以最好等到太陽出來之後再做戶外鍛鍊。中午或下午最好到戶外活動1小時左右。

◎飲食上以溫性、綠色食物為主，注意葷素搭配。

◎吃火鍋的時候儘量多加點蔬菜，以消解火鍋的燥熱之氣。

1 大寒，「冬藏」到「春生」的轉折

大寒，在每年1月20日前後，太陽到達黃經300°時。大寒是24節氣中的最後一個，因天氣寒冷之極，故名大寒，過了大寒，將迎來新一個節氣輪迴。大寒是冬季即將結束的時候，蘊含著大地回春的跡象。到了大寒節氣，很多地方冰天雪地、天寒地凍，是一年中最冷的時期，也是冰凍、大雪等災害性天氣高發的時間段。

中國古代將大寒分為三候：「一候雞乳；二候征鳥厲疾；三候水澤腹堅。」也就是，說大寒初候母雞可以孵小雞了；二候時鷹隼等征鳥正處於捕食能力極強的狀態中，它們盤旋於空中尋找獵物，以補充能量來抵禦寒冷；三候時天氣最冷，連河流的中央都被凍成厚厚的堅冰，這個時候去溜冰是最有意思的。

大寒節氣正處於歲尾，人們開始忙著準備年貨、掃塵布新，因為中國人一年中最重要的節日春節就要到了。農曆十二月初八是臘八節，在民間也是個非常重要的日子，這一天人們會腌製臘八蒜，還會用各種穀物、雜糧搭配花生、栗子、紅棗、蓮子等做出美味的臘八粥。

農諺說：「三九四九冰上走，五九六九沿河看柳。」意思是說，三九、四九是一年中最冷的時期，河面結冰，江河封流，而一旦進入五九、六九，氣候開始逐漸轉暖，沿河的柳樹也開始發新芽了。

　　一年四季有「春生、夏長、秋收、冬藏」的特點。人生於自然，就應該順應自然規律，才能夠盡享天年。從大寒到立春這段時間，正是天氣由冷逐漸轉暖的階段，氣候特點由「冬藏」轉至「春生」，養生保健也要隨之「轉軌」，生活飲食起居也要做出相應的調整。冬季根據個人體質適量進補，符合冬藏的養生原則。但在大寒到立春的這段時間裏，不管是食補還是藥補，進補的量都要逐漸減少，以便逐漸適應即將到來的春季的舒暢、升發、條達的季節特點。

　　飲食上，在立春到來前，最好把動物類的進補食物改為植物性的，如靈芝、鮮菇湯等，另外，還要戒菸限酒。考慮到大寒期間是感冒等呼吸道傳染性疾病的高發期，應適當多吃一些溫散風寒的食物以防禦風寒邪氣的侵擾。對於口味較重的北方人來說，減少食鹽攝入量也很關鍵，因為鹹味入腎，過量易傷腎氣，不利於保養陽氣。

　　中醫認為，「起居有常，養其神也，不妄勞作，養其精也」。意思就是說，起居上仍要順應「冬藏」的特性，早睡晚起，勞逸結合，養精蓄銳。此外，「大寒大寒，防風禦寒」，在大寒時節還要注意防風防寒。衣著要隨著氣溫的變化隨時增減，例如在出門時可以根據自身情況適當添加外套，並戴上口罩、帽子和圍巾等。有心腦血管疾病和呼吸系統疾病的患者此時儘量避免在早晨和夜晚出門，以防晝夜溫差較大，引起疾病發作。

　　大寒時節最好養成睡前泡腳的好習慣。「寒從腳起，冷從腿來」，人的腿腳一冷，全身皆冷。在冬夜入睡前，

可用熱水或藥湯先泡泡腳，以達到暢通血脈、改善睡眠品質的功效，尤其是那些經常在夜間看書、寫作、久坐到深夜的人，臨睡前用熱水泡泡腳更是對身體大有好處。

大寒節氣又是感冒等呼吸道疾病的高發期，適當多吃點溫散風寒的食物，可防禦風寒的侵擾。在日常飲食中可常食用些生薑、大蔥、辣椒、花椒、桂皮等，都能收到發散風寒的功效。對於因外感風寒而患上的輕度感冒，可選用生薑加紅糖水來治療，療效還是非常不錯的。

正所謂「冬天動一動，少鬧一場病」。冬季鍛鍊、活動同樣對養生有著特殊的意義。從冬至開始，自然界陽氣始生。但到立春前，陽氣仍然處於較低水平的相對閉藏狀態。在大寒到立春這段時間裏，氣候仍然寒冷乾燥，在養生方面還要順應大自然這種封藏之性，早睡晚起，等到日出再起床鍛鍊，在室外活動不可起得太早，特別是太陽沒出來之前的空氣品質和室外氣溫都不適宜運動。因為日出象徵著陽氣的強壯，此時運動，不易被寒所傷，這對體弱的老年人來說尤其重要。

節氣養生錦囊

太陽出來再運動：俗話說，「小寒大寒冷成一團」。此時鍛鍊，一定要注意以下兩點：此時早晨的溫度過低，是心腦血管疾病的高發時段，鍛鍊一定要避開清晨，應等到太陽出來後再鍛鍊。因為室外的溫度太低、穿的衣服又多，人的關節和韌帶靈活性很差，正式運動前要做好準備活動，使身體舒展，以減少運動損傷。

2 大寒美味易食積，消食導滯要抓緊

　　很多人認為，大寒時節要進補，什麼好吃的、好喝的都擺出來。大人們在面對美食的時候多少還有些自制力，但對於孩子們來說，面對各種各樣美味的食物，往往缺乏自我節制，很可能吃多造成食積。

　　大寒這個節氣裏正好在春節前後，美味佳餚琳琅滿目，此時更要注意小兒食積的問題。食積，講得直白一點兒，就是我們平常所說的「吃傷食」，把飯菜吃到肚子裏去，但是它們都停留在胃中沒有消化。可是，胃在肚子裏，我們從外面又看不到，怎樣判斷吃下去的東西是不是堆積起來沒有消化呢？

　　很簡單，東西吃下去要是全部被消化吸收，胃就會變空，孩子就會餓，要東西吃。如果前一天吃了東西，第二天還感覺不到餓，那就是吃傷食了。當然，光是感覺肚子飽也沒什麼大不了的。但是，因為食物不消化，停留在胃中會讓小孩子痛苦不已，表現為嘔吐、胃口不佳、大便有酸臭味並含有不消化食物殘渣、腹部隆起、睡眠不安、磨牙、夜間常有驚哭等。如果長久如此，孩子會出現營養不良，影響身體健康。

　　既然問題已經出現，就要想辦法解決。中醫解決食積，要分虛實治療。如果孩子只是偶爾多吃一次造成食積，病程短，腹脹而且拒絕撫按，或伴有低熱、哭鬧不

安，多屬實證，治療以消食導滯為主。如果孩子經常出現食積，腹脹但喜歡撫按，伴有精神疲憊、形體消瘦，多屬虛中夾實證，治療應健脾消食，消補兼施。

對於占大多數分量的實證，可用焦三仙、炒雞內金各6克，一起放入鍋中加適量的水熬煮十多分鐘，給孩子喝，消積導滯的作用十分明顯。

焦三仙並不是一味藥物，而是焦麥芽、焦山楂、焦神麴這三味具有良好的消積化滯作用的中藥的合稱。焦麥芽最擅長解決澱粉類食物造成的食積，焦三楂對肉類或油膩過多的食積效果特別好，焦神麴更擅長於解決米麵類食物造成的食積。三者合用，作用全面，功能也會進一步增強。這些東西不但對小兒食積效果很好，對成人偶爾的食積也有一樣的效果。

雞內金就是雞肫，可消積滯，健脾胃，功效十分明顯，所以才有此名稱。《醫學衷中參西錄》裏講：「雞內金，雞之脾胃也。中有瓷石、銅、鐵皆能消化，其善化瘀積可知。居中焦以升降氣化，若有瘀積，氣化不能升降，是以易致脹滿，用雞內金為臟器療法。若再與白朮等分並用，為消化瘀積之要藥，更為健補脾胃之妙品，脾胃健壯，益能運化藥力以消積也。」說得很明白，雞內金作為雞的胃，連雞吞下的小石子、銅鐵碎屑都能一併消化掉，它對於消積化滯的作用就可想而知了。

中醫歷來就有「臟器療法」，以動物的臟器補人體的臟器，此處也正是以雞的脾胃補人的脾胃。

對於虛證，如上所述，可以直接在上方中加入一些太

子參、白朮等補脾運脾的藥物，「更為健補脾胃之妙品」，脾胃強健了，消化食物的能力強了，自然就不容易食積了。還可用山楂、扁豆、薏苡仁、茯苓、白朮各10克，雞內金、莪朮各3克，放在一起煎湯，每天2次，健脾消食的效果也很好。

食積最主要的原因就是吃得太多，所謂「飲食自倍，腸胃乃傷」，吃多了，超過脾胃所能承受的範圍，脾胃就要罷工了。正如《老殘遊記》所講：「可知太痛快了不是好事：吃得痛快，傷食。」

所以，要注意控制孩子的飲食，不要讓孩子遇到喜歡吃的東西，就沒完沒了吃個不停。如果已經食積，特別是伴有嘔吐、腹瀉的話，可以暫時禁食8～12小時。之後，漸漸飲食一些清淡好消化的食物，比如藕粉、蔬菜湯。

節氣養生錦囊

葛花蜂蜜解酒茶：葛花10克，加300毫升開水，加蓋燜泡，待水溫降下來後調入適量蜂蜜即可，這道茶能解酒醒脾，喝酒前和酒後都可以喝一些。葛花是一味中藥，可以在藥店買到。

③ 大寒保養，試試彈舌、摩耳養生功

大寒時節，天氣寒冷，驅寒保暖不在話下。除了要規範自己的飲食起居，還可以嘗試一下彈舌和摩耳養生法。

先來說說「彈舌功」。中醫認為，心開竅於舌，舌頭既是消化食物的「攪拌器」，又是說話發聲的「調節器」。舌頭上分布著很多神經，連著大腦。無論是咀嚼食物，還是唱歌、說話，大腦都會準確地指揮舌頭運動。當人體衰老時，特別是腦力衰老時，首先出現的就是舌頭僵硬，活動不靈活，俗話說「舌頭不轉彎」，因此又有「人老先從舌上老」的說法。所以，舌頭的運動可以起到保健的作用，古代就有彈舌之法養心健腦的說法。

中年人想防止大腦衰老，經常活動舌頭簡便易行。舌頭的活動是由神經反射間接刺激大腦，使大腦的思維活動增強，提高人的理解力和記憶力，防止細胞萎縮退化及逐漸衰老，增強身體機能、延長人的壽命。

【具體操作】用舌頭來回舔上齶30～50次，用舌頭舔左頰部30次，右頰部30次；用舌頭舔上下牙齒、牙齦各30次；半張開口，用力彈動舌頭發出「嗒嗒」的響聲30～50次。彈舌是對腦的良性按摩，有健腦護腦的功效。運動舌頭的過程中，唾液腺受到刺激分泌量增加，此時慢慢嚥下唾液，對身體大有裨益。

還有一套簡單的**舌頭運動保健法**：

首先，每天早起刷牙時，對著鏡子，舌頭伸出、縮進，各做10次，之後舌頭在嘴巴外面向左右各擺動5次。之後，坐在椅子上，雙手十指張開，放在膝蓋上，上半身前傾，先用鼻子吸氣，之後嘴巴大大張開，舌頭伸出且呼氣，同時睜大雙眼，平視前方，反覆操作3～5次。接著，舌頭伸出並縮進，同時右手食指、中指和無名指指尖

在左下頜至咽喉處，上下搓擦30次。接著，舌頭伸出和縮進的時候，用左手三指的指尖往右下頜至咽喉處來回搓擦30次。最後，對著鏡子，嘴巴張開，舌頭輕輕伸出，保留2～3秒，反覆操作5次。

再來說說「摩耳功」：腎是人體的重要臟器之一，中醫認為腎為先天之本，腎功能正常與否對健康長壽有著重要影響，而冬季正好是養腎的季節。中醫認為，腎藏精，開竅於耳，耳朵的孔竅是腎氣的代表，而耳朵是腎的外觀。所以，中醫治療腎臟疾病的穴位多在耳部。

提拉耳垂法：

雙手食指放在雙耳耳屏內側，用食指、拇指提拉耳屏和耳垂，自內向外提拉，手法由輕到重，牽拉的力量以不疼痛為限，每次3～5分鐘。此按摩手法能治療頭痛、頭昏、神經衰弱、耳鳴等疾病。

手摩耳輪法：

雙手握空拳，用拇指和食指沿著耳輪上下來回摩擦，至耳輪充血發熱為止。此方法能健腦、強腎、聰耳、明目，能防治陽痿、尿頻、便秘、腰腿痛、頸椎病、心慌、胸悶、頭痛、頭昏等病症。

提拉耳尖法：

雙手拇指、食指夾捏耳廓尖端，向上提揪、揉、捏、摩擦15～20下，至局部發熱發紅。此按摩方法有鎮靜、止痛、清腦明目、退熱、抗過敏、養腎等功效，能防治高血壓、失眠、咽喉炎、皮膚病等。

搓彈雙耳法：

雙手分別輕捏雙耳耳垂，再搓摩至發紅發熱，之後揪住耳垂往下拉，再放手讓耳垂彈回。每天2～3次，每次20下，這種方法能促進耳朵的血液循環，進而達到強腎壯腰的功效。

雙手拉耳法：

左手舉過頭頂向上牽拉右側耳朵15～20下，之後右手牽拉左耳15～20下。這個鍛鍊方法還能促進下頜下腺、舌下腺的分泌，能減輕喉嚨疼痛，治療慢性咽炎。

耳朵運動按摩法：

雙手掌心摩擦至發熱後，向後按摩耳的正面，之後向前反折按摩耳朵背面，反覆按摩5～6次。這種方法能疏通經絡，對腎臟和全身臟器都有非常好的保健作用。

節氣養生錦囊

房間慎用加濕器：很多人喜歡用加濕器來增加房間裏的濕度。從中醫的角度上說，加濕器還是少用比較好，因為加濕器通常會導致空氣濕度過大，過多的濕氣會被身體吸收成為內濕，進而形成痰濕，影響脾胃健康。

歡迎至本公司購買書籍

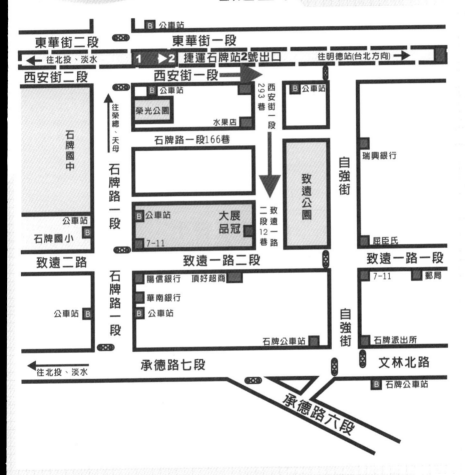

建議路線

1. 搭乘捷運‧公車

　　淡水線石牌站下車，由石牌捷運站2號出口出站(出站後靠右邊)，沿著捷運高架往台北方向走(往明德站方向)，其街名為西安街，約走100公尺(勿超過紅綠燈)，由西安街一段293巷進來(巷口有一公車站牌，站名為自強街口)，本公司位於致遠公園對面。搭公車者請於石牌站(石牌派出所)下車，走進自強街，遇致遠路口左轉，右手邊第一條巷子即為本社位置。

2. 自行開車或騎車

　　由承德路接石牌路，看到陽信銀行右轉，此條即為致遠一路二段，在遇到自強街(紅綠燈)前的巷子(致遠公園)左轉，即可看到本公司招牌。

國家圖書館出版品預行編目資料

老中醫教你二十四節氣養生／謝文英　編著　　——初版
　　——臺北市，品冠文化出版社，2021〔民110.05〕
　　面；21公分 ——（休閒保健叢書；51）
　　ISBN 978－986－98051－6－2（平裝）
1.中醫　2.養生　3.節氣
413.21　　　　　　　　　　　　　　　　　110003463

老中醫教你二十四節氣養生

編 著 者／謝文英
責任編輯／聶媛媛　王　霄
發 行 人／蔡孟甫
出 版 者／品冠文化出版社
社　　址／台北市北投區（石牌）致遠一路2段12巷1號
電　　話／（02）28233123 · 28236031 · 28236033
傳　　眞／（02）28272069
郵政劃撥／19346241
網　　址／www.dah-jaan.com.tw
E－mail／service@dah-jaan.com.tw
承 印 者／傳興印刷有限公司
裝　　訂／佳昇興業有限公司
排 版 者／弘益電腦排版有限公司
授 權 者／安徽科學技術出版社
初版1刷／2021年（民110年）5月

定 價／330元

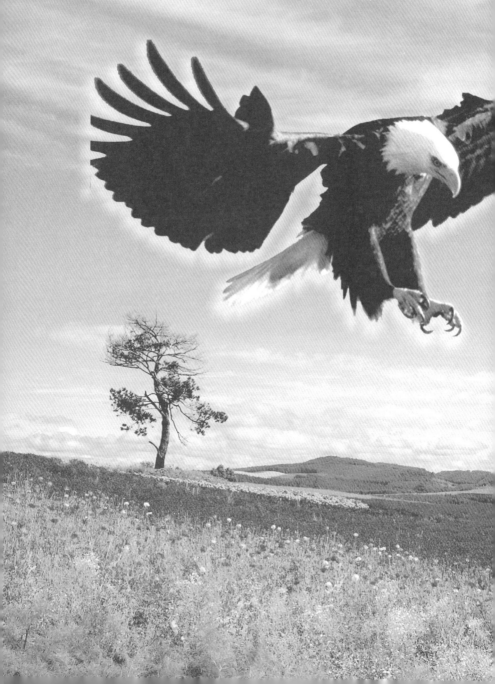

大展好書　好書大展
品嘗好書　冠群可期

大展好書　好書大展

品嘗好書　冠群可期